肛肠病中西医综合诊治策略

田仲义　等◎主编

国家一级出版社　中国纺织出版社　全国百佳图书出版单位

图书在版编目（CIP）数据

肛肠病中西医综合诊治策略 / 田仲义等主编. -- 北京：中国纺织出版社, 2018.10

ISBN 978-7-5180-5524-1

Ⅰ. ①肛… Ⅱ. ①田… Ⅲ. ①肛门疾病—中西医结合疗法②肠疾病—中西医结合疗法 Ⅳ. ①R574

中国版本图书馆CIP数据核字（2018）第250342号

策划编辑：樊雅莉　　　　责任校对：楼旭红　　　　责任印制：王艳丽

中国纺织出版社出版发行

地址：北京市朝阳区百子湾东里A407号楼　邮政编码：100124

销售电话：010－67004422　传真：010－87155801

http: //www.c-textilep. com

E-mail: faxing@c-textilep. com

中国纺织出版社天猫旗舰店

官方微博http://weibo.com/2119887771

北京市密东印刷有限公司印刷　　　各地新华书店经销

2018年10月第1版第1次印刷

开本：710×1000　1/16　印张：10.75

字数：206千字　　定价：58.00元

前　言

肛肠疾病是临床最常见的疾病，与人们的健康密切相关。伴随社会经济的发展，人民生活水平的提高而带来的环境污染、自然生态的异常变化等因素对人体的危害极大，肛肠疾病的发病率呈逐年增加的趋势。近年来，医学诊疗技术日新月异，新概念、新方法不断推出，特别是中西医结合治疗肛肠疾病愈来愈受推崇。鉴于此，我们特组织编写了此书。

本书从中西医结合理论出发，结合现代中西医结合研究和临床实践，力图突出中西医结合论治肛肠疾病的特色，注重临床的实用性、系统性、科学性。书中对肛肠疾病的中西医结合治疗进行了较为系统的论述，为从事肛肠疾病诊治的临床医师提供较为实用的临床参考。

尽管在本书编撰过程中，编者们做出了巨大的努力，对稿件进行多次认真的修改，但由于编写经验不足，加之编写时间有限，书中如有遗漏或谬误之处，敬请广大读者提出宝贵的修改建议，以期再版时修正完善！

编　者

目　　录

第一章　肛肠疾病常见症状与体征

第一节　便秘

便秘是临床上常见的症状之一，女性患者便秘的发病率是男性的 3 倍。多数便秘患者可经药物治疗改善症状或治愈，少数为难治性，药物治疗效果较差。许多人认为便秘不是一种独立性疾病，许多疾病可引起便秘，但 ICD-10（即国际疾病分类法现行版本）将便秘明确列为一个独立性病种，Rome Ⅱ 也将便秘列为一个病种。Marvin 认为便秘既是一种症状也是一种疾病，它是一种动力性疾病引起的结肠推进受影响或由于肛门括约肌障碍引起的疾病，也可能是肠易激综合征的一种临床表现。可以将由于饮食、药物、精神因素、内分泌或代谢性疾病、中枢神经病变及结肠、直肠、肛门括约肌器质性病变引起的便秘视为一种症状；而由结肠、直肠、肛门括约肌功能障碍引起的便秘应视为一种疾病，即“便秘病”。

现代医学认为，便秘是指粪便在肠道内通过困难，运出时间延长，排便次数减少，粪便硬结，排便痛苦的一种症状或疾病。

中医学很早就认识了便秘，中医学称便秘为“大便难”“大便秘结”“秘结”“脾约”“大便涩滞”等。中医学认为伤寒、温病、饮食生活不节、胎前产后、七情六欲等都可引起粪便滞留于肠间、排出困难等症状。即使患者每天大便 1 次，但有排便时间延长，有腹胀、腹痛及下腹坠胀感等症状时，也应视为便秘。

便秘患者中，慢性患者占多数，慢性便秘由于病因复杂、治疗困难等原因，正逐渐受到人们的重视。慢性便秘是近年来消化系统疾病研究的热点之一，有必要对其详细介绍。根据 Rome Ⅱ 标准，慢性便秘的定义：在过去 12 个月中至少 12 周连续或间断出现以下 2 个或 2 个以上症状的就视为便秘。

(1)1/4 以上的时间有排便费力。

(2)1/4 以上的时间有粪便呈团块或硬结。

(3)1/4 以上的时间有排便不尽感。

(4)1/4 以上的时间有排便时肛门壅塞感或肛门直肠梗阻。

(5)1/4 以上的时间有排便需用手法协助。

(6)每周排便少于 3 次。

一、病因

(一)中医病因病机

中医学认为外感六淫之邪及人体阴阳、气血、脏腑、情志失调等均可引起便秘。

1.病因　中医学认为伤寒、温病等均可引起便秘。伤寒、温病过程中,由于表邪未及时清解,可化热入里,邪热不得外达,而热结肠胃,最终引起大便干结;伤寒表邪未解,寒邪入里,加之服用寒凉药物,可引起寒邪滞留肠胃,最终导致大便秘结不通;伤寒、温病过程中,表邪未解,而里热内盛也可引起便秘;过食辛辣刺激食物及酗酒、运动过少等不科学的饮食生活习惯,易造成胃肠道蠕动功能减退或湿热积聚肠胃,壅塞不通,可引起便秘。

患病日久,耗伤元气,形体虚弱,可导致排便无力形成虚秘;情志不遂,心情不快,可使气机郁结不畅,导致大便秘涩不行,形成气秘(郁秘);素体火盛,或邪热灼伤,或体内津液不足,脾燥肠干,胃强脾弱,约束津液不得四布,但输膀胱,致小便数而大便硬形成燥秘(中医学称之为"脾约证");老年人元阳不足,阳气温煦无力,津液不能四布,可形成冷秘。产后由于血虚、津液亏损等原因,不能濡润肠道,导致便秘,如《金匮要略》说:"新产妇人有三病,一者病痉;二者病郁冒;三者大便难。"

2.病机　《素问·灵兰秘典论》曰:"大肠者,传导之官,变化出焉",明确指出大肠是大便暂时储存及排出的器官。大肠要发挥正常的排便功能必须具备 2 个条件。

(1)大肠阳气的温煦和阴血的濡养作用:只有当大肠阳气和阴血充足,协调平衡才能发挥正常的排便作用,阳气亏损和阴血津液不足等均会造成便秘。大肠的功能又与肾的关系密切。"肾司二便,为水火阴阳之脏,肾中阴阳能温阳、资补大肠的阳气和阴血",此亦即景岳"五脏之阳气,非此不能发;五脏之阴血,非此不能滋"之谓。所以先天禀赋不足,或年高体弱,或房事过度等可损伤肾气,则大肠失养,便秘难排。

(2)大肠的气机调畅机制:大肠乃六腑之一,泄而不藏也,故气机调畅亦是排泄糟粕的条件之一。而大肠气机的调畅又涉及肝、脾、胃、肺四脏。肝主疏泄,可调畅全身气机。肝气条达则大肠传导、排便功能正常;若肝气郁滞,则大肠传导失司,大便秘结;肺与大肠相表里,肺的肃降功能有助于大肠传导功能,反之,大肠传导功能亦有助于肺气之正常宣肃;脾胃位居中焦,为气机升降之枢纽,脾主升清,胃主降浊，大肠与胃同属阳明，大肠的传导功能实乃胃降浊功能的延伸。而胃的降浊又与脾的升清功能密切相关，亦即大肠传导功能有赖于脾之升清功能，故脾胃失司，清阳不升，浊阴不降，则大肠传导功能失常，导致大便秘结。

总之，正常大肠功能的发挥，依赖肾中阴阳的温煦和滋养；又有赖于脾、胃、肝、肺诸脏的气机调畅。因此，外感邪气、肺失宣肃、饮食劳倦、脾胃受损、情志失调及肝郁气滞、房室太过、肾气亏虚等均可影响大肠传导功能，导致便秘。

（二）西医发病机制

引起便秘的常见原因有肠管器质性病变、直肠肛管病变、内分泌或代谢性疾病、神经系统疾病、肠道所受刺激不足、肠管平滑肌或肠神经系统病变和精神心理障碍、药物性因素等。

1.一般病因　①不合理的饮食习惯，如食物含纤维素成分太少，不能有效刺激肠道使其蠕动；②不按时排便、长期抑制便意，久之直肠对压力的感受降低，形成习惯性便秘；③滥用泻剂，使肠壁神经感受细胞的应激性下降，不能产生正常蠕动及排便反射；④老年人营养障碍、活动过少的产妇等可因膈肌、腹肌及肛门括约肌的收缩力下降、腹压降低而使排便动力不足，粪便不易排出，发生便秘；⑤发热、大量出汗、呕吐、腹泻等可造成肠道内水分不足，从而引起便秘。

2.结肠、直肠、盆底器质性病变及功能性障碍　①结直肠肿瘤、慢性扭转、特异性和非特异性炎症，肠吻合口狭窄，肠慢性套叠，子宫内膜异位症等可造成结肠机械性梗阻，引起大便在肠道中通过困难形成便秘；②肛裂、肛门直肠狭窄、肛门内括约肌失弛缓、直肠前突、直肠黏膜内脱垂、盆底痉挛综合征、耻骨直肠肌肥厚、骶直分离、盆底疝等可造成直肠及肛管出口处梗阻，使大便难以排出，形成出口梗阻型便秘；③假性肠梗阻、先天性巨结肠、特发性巨结肠及巨直肠、慢传输性结肠运动缓慢、便秘型肠易激综合征等结、直肠神经病变及肠道平滑肌异常可使结肠蠕动减弱，大便通过时间延长，引起便秘。

3.结、直肠外神经异常　中枢神经病变如各种脑部疾患、肿物压迫、脊髓病变、多发性硬化及神经支配异常等可造成神经传导障碍，排便异常。

4.精神或心理障碍　精神病、抑郁症及神经性厌食可引起便秘。

5.医源性便秘　某些药物如可待因、吗啡、抗抑郁剂、抗胆碱能制剂、铁剂、钙离子通道拮抗剂等可抑制肠道蠕动，引起便秘。

6.内分泌异常及代谢性疾病　甲状腺功能低下、甲状旁腺功能亢进、低钾血症、糖尿病、垂体功能低下、嗜铬细胞瘤、铅中毒等也可引起便秘。

7.结缔组织性疾病　硬皮病患者常伴有便秘。

（三）排便的生理病理

目前临床上便秘患者以慢性功能性便秘多见，以下结合排便的生理病理简略介绍慢性便秘的发病机制。

一些慢性便秘患者通过结肠传输试验发现结肠在某些肠段通过缓慢，可根据肠段的不同，分为升结肠传输缓慢、左侧结肠传输缓慢及全结肠传输缓慢，其中大部分患者属于全结肠传输缓慢。肠电活动研究表明，此型便秘患者空腹及餐后结肠推进性电活动明显降低，表现为频率减慢和持续时间缩短。乙状结肠的顺应性降低，肠壁对内容物的最大耐受量明显低于正常人，由于肠内容物通过缓慢，直肠充盈速度减慢，导致直肠的反应性降低，甚至迟钝。同时由于肠内容物在结肠滞留时间过长，水分过度吸收，粪便干结，加重了便秘。STC患者的结肠平滑肌对乙酰胆碱能刺激后的收缩反应明显低于正常人，而对于肾上腺素的松弛反应却强于正常人，表明支配平滑肌的胆碱能神经明显减少；患者体内结肠阿片受体含量明显增加，结合位点增多，促进抑制性非肾上腺素非胆碱能神经递质的释放，从而抑制平滑肌运动；也有人发现STC的乙状结肠壁内血管活性肽和P物质含量明显降低，提示其传输障碍可能与肠壁内血管活性肽和P物质能神经元功能障碍有关。此外，最新研究表明50%的STC患者可表现出不同程度的胃和胆囊动力障碍，因此STC可能是一种累及多组织的胃肠动力方面异常的病变。

原发性盆底肛门痉挛或巨结肠、继发性骶神经损害、肛门括约肌功能异常、直肠前突、直肠脱垂和会阴下降等疾病，可引起排便困难。盆底肛门肌肉痉挛患者在排便过程中，由于耻骨直肠肌和肛门外括约肌不能松弛，甚至出现异常的矛盾收缩，导致直肠肛管角变锐，肛管压力上升，导致粪便排出困难。巨直肠则是因肛门直肠交界处缺乏或缺少神经节细胞，粪便到达直肠不能引起肛门直肠抑制反射，难以发动排便。会阴下降综合征可能是由于长期过度用力排便，使得盆底肌薄弱，肛管直肠角缩小，增高的腹内压可传导至直肠前壁，促使该处黏膜脱垂至肛管上端，当盆底下降时，阴部神经及其供应肛门外括约肌和耻骨直肠肌的分支受到牵拉，长期的牵拉严重影响神经传导功能。近来有出口梗阻型便秘也可由肛门内括约肌失弛缓所致，肛门内括约肌不能松弛，而直肠肛门括约肌抑制性反射的最小松弛容积（MRV）和肛管括约肌功能长度却明显增加，造成肛管舒张不良，粪便滞留直肠，引起排便困难。另外，直肠感觉功能亦是出口梗阻性便秘的重要原因之一。慢性便秘患者的直肠便意阈值和直肠最大耐受量较正常人明显增高，表明其内脏运动神经和容量感受神经受损，引发直肠对容量刺激的异常迟缓反应，导致直肠感觉功能减退，因缺乏便意而不能发动排便反射。

二、分类

慢性便秘的临床分型有不同的方法。美国目前将便秘的诊断分为6种情况：①便秘型肠易激综合征(IBS便秘型)；②慢传输型便秘；③直肠出口梗阻型便秘；④混合型便秘，即慢传输型和直肠出口梗阻型同时并存；⑤功能型便秘(功能性梗阻或药物副作用)；⑥继发于系统疾病的便秘。

我国现将便秘按照病因学分类，包括慢性器质性(继发性)便秘、慢性功能性便秘和IBS便秘型。本文重点介绍慢性功能性便秘。

慢性功能性便秘，是临床工作中的热点和难点，因此有必要对其进行分类。目前罗马Ⅱ标准将其分为慢传输型、出口梗阻型和混合型三种。出口梗阻型便秘可分为：①直肠及盆底生理功能退行性改变引起的弛缓性(直肠无力性)便秘。包括直肠前突、直肠内脱垂(内套叠)、会阴下降综合征等。②由于盆底肌痉挛性功能亢进导致的出口失弛缓性(盆底肌功能不良性)便秘，包括耻骨直肠肌综合征、盆底痉挛综合征、内括约肌失弛缓症、外括约肌失调综合征等。③由直肠毗邻组织器官压迫或阻塞直肠所致的直肠外梗阻性便秘，包括子宫后倾。

三、症状和体征

(一)症状

便秘的主要症状是大便次数少，通常7d内排便次数少于2～3次，甚至10多天还没有便意；大便量少、粪便干硬，排出困难。患者除了排便困难外，常合并一些特殊的症候群，如肛门直肠坠胀感、排便不完全或有时依靠手法帮助才能排便，若合并有其他疾病时，常伴便血、下腹坠胀、腹胀、会阴疼痛、肛门部疼痛等症状。结、直肠肿瘤晚期引起的便秘可在相应部位扪及腹部包块，早期多无明显症状，患者晚期如出现肛门直肠梗阻时可有便意频繁，排便不尽感；还有各种原因引起的肠梗阻出现腹胀、腹痛、呕吐及排便排气停止等。肛裂时患者因惧怕排便时肛门疼痛，可出现便秘，但同时伴有肛门周期性疼痛。

慢性功能性便秘患者中，慢传输型便秘患者排便次数减少，常缺乏便意或粪质坚硬，无肛门直肠坠胀感、排便不尽感。出口梗阻型便秘患者有便意或缺乏便意，排便较费力或排便量少，并伴随有排便不尽感和肛门、直肠坠胀感。混合型则同时具有两者的特征。耻骨直肠肌肥厚患者以进行性排便困难为主要特征，可出现便条变小，便意频繁，排便时间延长等症状。

便秘型肠易激综合征患者除了便秘外，还伴腹部不适或腹痛，但能在排便后缓解，且症状一般间断出现，发病过程中可有精神紧张、抑郁症状，但无发热、体重减轻、便血等。

（二）体征

慢传输型便秘患者直肠指诊时无粪便或触及坚硬的粪便，而肛门外括约肌的缩肛和排便功能正常；出口梗阻型便秘患者肛门直肠指诊时直肠内存有不少泥样粪便，排便时肛门外括约肌呈矛盾性收缩。机械性肠梗阻引起的便秘患者可见肠型或蠕动波，听诊时可有肠鸣音亢进及气过水声；肠扭转时腹部不对称；单纯性肠梗阻因肠管扩张可有轻度压痛，但无腹膜刺激征；麻痹性肠梗阻肠鸣音减弱或消失。直肠癌患者直肠指诊有时可扪及形状不规则的肿块，指套可染血。

直肠黏膜内脱垂患者直肠指诊时作排便状，可触及直肠腔内黏膜折叠堆积，柔软光滑、上下移动、有壅塞感或绕指感，内脱垂部分与肠壁之间有环形沟；肛门镜检查时患者腹压稍加大即可见直肠黏膜堆积，似瓶塞样突入肛门镜镜筒开口。肛裂患者检查时可见齿状线以下肛管皮肤处的裂开状溃疡，如反复感染后常合并创面边缘硬结、肛乳头肥大和哨兵痔。直肠前突直肠指诊时可在肛管上方的直肠前壁扪及易凹陷的薄弱区，在阴道内指诊时，可触及突入阴道内的位于括约肌上缘的直肠前壁所形成的囊袋样包块，重度直肠前突可用手指将阴道后壁推至阴道外口。会阴下降综合征直肠指诊时肛管张力降低、可在肛门内触及松弛堆积的前壁黏膜，并可感觉到子宫压迫直肠，直肠镜检查可见黏膜松弛，或有充血糜烂，甚至有溃疡。盆底痉挛综合征直肠指诊时可触及盆底肌肥厚，指诊时张力提高，肛管直肠环可稍变僵硬、活动度减小。耻骨直肠肌肥厚直肠指诊时可见肛管紧张度增高，耻骨直肠肌肥大，肛管延长，有压痛等。

四、鉴别诊断

由于便秘既可以是一种独立的疾病，又可以是多种疾病引起的一组症状，故对便秘的诊断应重在病因诊断，而不是症状诊断，诸如“慢性便秘”“习惯性便秘”等。仅做出症状诊断是不完整的，甚至是危险的，并有误诊、漏诊重大病变的可能。接诊时应按常规对病人进行全面、系统的检查，尤其是在导致便秘的原发性疾病的特征性表现尚不明显而首先表现为便秘症状时，进行系统、全面的检查特别重要。

对于便秘患者，需详细了解患者的病史、症状等，必要时可对患者做全身体格检查，但重点是检查腹部，注意腹部有无包块、肠鸣音的变化、有无腹膜刺激征等。直肠指诊对便秘患者的检查是非常必要的，它可以了解肛门括约肌、直肠下段的情况，直肠指诊对于直肠癌的诊断具有非常重要的意义，此外直肠指诊对直肠黏膜内脱垂、子宫后倾、耻骨直肠肌肥厚等肛门直肠出口梗阻型便秘的鉴别有重要意义。另外，内镜可以排除肿瘤性病变，但要注意，长期服用大黄可引起黏膜黑变。钡灌肠对于发现结肠器质性病变有较大帮助。肛门直肠动力学检查可以帮助了解肛门内外括约肌、盆底、直肠功能状态及其之间的协调情况，对慢性出口梗阻性便秘的鉴别有重要意义。盆底肌电图可测盆底肌、耻骨直肠肌、外括约肌等横纹肌及其支配神经的功能状态。排粪造影检查可以帮助了解患者排便过程中肛管直肠的变化。

（一）妊娠便秘

妊娠期由于黄体分泌，孕激素亢进，孕期 6 个月时子宫增大压迫直肠肠管可引起肠蠕动功能减弱。另外由于盆底静脉淤血，导致肠蠕动功能减弱而发生便秘。此外，由于妇女产后腹壁肌肉松弛，参与排便功能的肌群紧张性降低，粪便向前的动力不足，形成水分过度吸收，引起便秘。此种便秘在产后 3 个月内可以纠正。

（二）直肠前突

妇女由于全身结缔组织受损，盆底支持结构松弛，加上不良排便习惯的影响，导致直肠阴道隔松弛，排便时直肠向阴道侧膨出甚至可疝入阴道，导致患者排便困难，肛门和会阴部坠胀及便意不尽感，甚至需将手插入阴道内按压方能排出。直肠前突是引起妇女便秘的主要原因之一，一些患者施行手术后便秘症状依然存在，或短期内复发。本病常伴有盆底松弛、直肠黏膜内脱垂等。指诊时可扪及直肠前壁易凹陷的薄弱区呈疝囊向阴道后壁膨出。

（三）直肠内脱垂

直肠黏膜内脱垂又称不完全性直肠脱垂、隐性直肠脱垂、直肠黏膜内套叠、黏膜脱垂等。是指排便时近侧直肠黏膜全周或部分折入远侧直肠腔或肛管内而不从肛门脱出。很多学者将直肠黏膜内脱垂归于直肠脱垂一类，是直肠脱垂的轻症表现或先兆表现。患者以排便困难、费时费力、排便不尽感和肛门坠胀或阻塞感为主诉，由排粪造影检查可确诊。可分为直肠前壁内脱垂和直肠全周黏膜内脱垂两类。指诊时患者取蹲位或侧卧位，令做排便状，可触及直肠腔内黏膜折叠堆积，柔软光滑、可上下移动、有壅阻感或绕指感，内脱垂部分与肠壁之间有环形沟。肛门镜检查时患者腹压稍增加即可见到直肠黏膜下垂堆积，似瓶塞样突入肛门镜镜筒开口，若局部黏膜发炎或发生孤立性溃疡，则见充血、水肿、散在溃疡、糜烂及出血点。排粪造影检查是本病的重要诊断依据。X 线示黏膜内脱垂可有三期改变：Ⅰ期为直肠黏膜自肠壁一侧或两侧向腔内突出；Ⅱ期为直肠黏膜环形向直肠腔内突出，X 线改变呈聚拢现象；Ⅲ期为直肠黏膜进一步向腔内突出，直肠壁呈套叠或折叠状。其中排粪造影检查力排时，在直肠远端与肛管结合部上缘有凹陷状改变，黏膜相可见黏膜脱垂于肛管上方，而直肠肛管结合部后缘光滑完整，为直肠前壁黏膜脱垂；如直肠黏膜呈环形皱襞下移，形似杯口状，呈杯口征即为直肠黏膜内套叠。

（四）子宫后倾

子宫后倾引起的便秘，主要表现为排便困难、排便不畅、排便不尽感、排便次数增多、肛门有坠胀感或堵塞感、腰背部酸痛等。通过直肠指诊可扪及直肠前壁不与肠壁附着粘连的圆形肿物，表面光滑。

（五）盆底痉挛综合征

本综合征需要排除肛管直肠器质性病变，可经测量患者肛门静止和肛门紧闭时的肛门压力来区分。盆底痉挛综合征患者肛门测压多为正常；测量患者盆底常规肌电图和单纤维肌电图时发现肌电图异常，盆底痉挛综合征结肠通过时间可正常或稍微延长。排粪造影是诊断的主要手段，主要表现为排便过程中，肛管直肠角变化不大，甚至反而缩小。可确认有否盆底痉挛综合征和并发其他异常，能为临床选择疗法和疗效观察提供可靠依据。

（六）耻骨直肠肌肥厚

耻骨直肠肌肥厚患者症状以进行性排便困难为主要特征，可出现便条变小，便意频繁，排便时间延长等症状。直肠指诊时可见肛管紧张度增高，耻骨直肠肌肥大，肛管延长，有压痛等。

（七）会阴下降综合征

患者主要表现为排便不尽感、肛门坠胀、便次增多、会阴部疼痛。体检时令患者拟排便动作，可见会阴部呈气球样膨出，肛管下降程度超过 2cm，并伴有肛管黏膜和痔外翻，肛管指诊时肛管括约肌张力降低，患者收缩肛门力量下降。排粪造影的诊断标准为：①以耻骨直肠肌压迹代表会阴位置，以坐骨结节下缘水平线为参照，排便前静息相会阴位置低于坐骨结节下缘 2cm，和（或）排便中会阴下降 3cm 以上；②以肛管上部（及肛管直肠结合部中点）代表会阴位置，以耻骨联合下缘至尾骨尖的连线，即耻骨线为参照，正常静息时，肛管上部正好位于耻骨线下缘，经产妇肛管上部低于耻尾线 3.5cm，其他人低于 3cm，或排便中下降大于 3cm。

第二节 腹泻

正常人一般每日排便 1 次，个别人每日排便 2～3 次或每 2～3 日 1 次，粪便呈褐黄色，每日排便量平均 150～200g，含水分 60%～75%，粪便外附带少量黏液。

腹泻是一种常见症状，是指排便次数明显超过平日习惯的频率，粪质稀薄，水分增加，每日排便量超过200g，含未消化食物或脓血、黏液。腹泻常伴有排便急迫感，肛门不适、失禁等症状。腹泻分急性和慢性两类。急性腹泻发病急剧，病程2～3周。慢性腹泻指病程在2个月以上或间歇期在2～4周的复发性腹泻。

中医在《黄帝内经》中称之为“泄”，汉唐时多称“下利”，宋代以后称之为“泄泻”。根据腹泻的病因、发病部位、发病特点、粪便形状等，可分为湿泄、寒泄、暑泄、热泄、食泄、气泄、胃泄、小肠泄、大肠泄、肾泄、直肠泄、水泄、滑泄等。中医学中一般将大便溏薄者称之为“泄”，下如水样者称之为“泻”。

一、病因

（一）中医病因

中医认为腹泻是由于感受外邪，饮食及情志失调，正气虚弱等造成。其发病机制为脾胃运化失调、肾阳温运障碍、小肠受盛和大肠传导功能失常。

1.感受外邪　风、寒、暑、湿、热等外来之邪均可使脾胃失调引起腹泻，其中又以感受湿邪最多见，因脾喜燥而恶湿，故外来湿邪最易困遏脾土，以至脾胃升降失职，清浊不分引起腹泻，这正如《难经》中说：“湿多成五泄。”寒、暑、热等外来之邪可直接损伤脾胃，引起脾胃功能障碍发生腹泻，但多数情况下夹有湿邪，即所谓“无湿不成泻”。

2.饮食不节　如饮食过量，停滞不化；或恣食肥甘，湿热内蕴；或过食生冷，寒邪伤中；或饮食不洁，伤及脾胃，化生食滞、寒湿、湿热之邪，使运化失职，升降失调，而发生腹泻。正如《景岳全书·泄泻》中说：“若饮食不节，起居不时，以致脾胃受伤，则水反为湿，谷反为滞，精华之气不得输化，乃致合污下降而泻痢作矣。”

3.情志失调　郁怒伤肝，忧思伤脾，肝气横逆，最易使脾胃受克，发生泄泻。正如《景岳全书·泄泻》中说：“凡遇怒气便作泄泻者，必先以怒时夹食，致伤脾胃，故但有所犯，即随触而发，此肝脾二脏之病也。盖以肝木克土，脾气受伤而然。”

4.脾胃虚弱　长期饮食不节，饥饱失调，或劳倦内伤，或久病体虚，或素体脾胃虚弱，导致脾胃不能运化水谷之精微，致水湿停滞，清浊不分而成泄泻。正如《景岳全书·泄泻》中说：“泄泻之本，无不由于脾胃。”

5.命门火衰　肾中阳气，即命门之火，具有腐熟水谷、调节二阴开合的作用。肾中命门之火衰则不能腐熟水谷，可引起泄泻。正如《景岳全书·泄泻》中说：“今肾中阳气不足，则命门火衰，而阴寒内盛，故于子丑五更之后，当阳气未复，阴寒盛极之时，即令人洞泄不止也。”

（二）西医病因

1.肠道感染　这是引起腹泻的最常见原因，各种病原体经口进入消化道后在某些条件下均可发生腹泻，由于病变部位和发病机制不同，其临床表现也各不相同。

（1）病原体吸附于肠黏膜表面，产生肠毒素致泻：霍乱弧菌、大肠杆菌、金黄色葡萄球菌、产气夹膜梭状芽孢杆菌等致病病原体进入肠道后，在肠内产生肠毒素引起腹泻，而不是侵及肠黏膜，所以肠黏膜保持完整。粪检时呈稀水样，无白细胞。肠毒素可使小肠黏膜分泌大量水和电解质。

（2）病原体侵入肠黏膜，破坏肠黏膜形成溃疡：痢疾杆菌、溶组织阿米巴滋养体等通过侵入肠黏膜上皮细胞，破坏肠黏膜，引起结肠黏膜损伤。这类病原体引起腹泻的组织学特点是粪便中带脓血、黏液，镜检可发现大量白细胞，伴有腹痛、里急后重。

（3）病原体吸附、侵入上皮细胞，侵犯黏膜固有层，但不明显破坏黏膜：沙门菌属细菌侵入小肠黏膜后，引起多核中性粒细胞浸润和其他炎性反应，无明显的上皮细胞破坏。这类病原体引起的组织学特点是粪便呈水样，偶带黏液，镜检可发现少量白细胞。

2.消化道肿瘤和炎症　出血性坏死性肠炎、炎症性肠病、慢性胃炎、结直肠癌、晚期胃癌、结肠憩室炎、结直肠息肉并发的炎症、放射性结直肠炎可引起渗出性腹泻。这类腹泻的特点是粪便中附有渗出液、黏液及脓血，便次增加，但大便培养无致病菌生长。

3.肠道运动功能异常　类癌综合征、肥大细胞增多症、胃泌素瘤、甲状腺髓样癌、憩室炎、阑尾炎及部分肠梗阻患者肠道蠕动亢进，大便通过时间缩短，影响水分吸收，可引起腹泻。

人体处于过度紧张状态时，大脑皮质及自主神经系统功能失调引起胃肠功能紊乱，肠道运动异常，发生精神神经性腹泻。患者可出现腹泻、腹痛或腹泻与便秘交替出现。

4.吸收不良　脂肪泻、乳糜泻是由于小肠对脂肪的吸收不良，这类腹泻的特点是大便呈淡黄色或灰色，油腻糊样，气味恶臭。

慢性胰腺炎、胰腺癌等胰腺疾病，因消化酶的分泌减少或缺乏，不能分解脂肪，可引起严重脂肪泻；肝外胆道梗阻，肝内胆汁淤积，小肠盲襻综合征等引起的胆汁排出受阻和结合胆盐不足，可致中性脂肪的水解减少，影响脂肪的吸收，从而引起脂肪泻；小肠切除过多（短肠综合征）、近段小肠-结肠吻合或瘘道等引起的小肠吸收面减少及 Whipple 病、α-亘链病、系统性硬化症等引起的小肠浸润性疾病，可导致大量胆酸从大便排泄，影响胆酸的肝肠循环，使胆酸减少，产生脂肪泻。

局限性回肠炎时，由于小肠黏膜受损后继发乳糖缺乏症，乳糖不能被水解而在肠腔内形成高渗状态，使水分渗入肠腔，产生渗透性腹泻。进食麸质食品后，由于缺乏某种多肽酶，使食物中的麦胶蛋白不能分解，后者可引起小肠黏膜损害，形成乳糜泻。

5.内分泌紊乱　内分泌紊乱性疾病，如甲状腺功能亢进、慢性肾上腺皮质功能减退等也可引起腹泻。

6.中毒　食物中毒可由于食物被金黄色葡萄球菌、蜡样芽孢杆菌、产气夹膜梭状芽孢杆菌、肉毒杆菌等产生的毒素污染而引起，多表现为非炎症性水泻。化学物质如汞、砷、磷等重金属中毒等，可引起急性腹泻。

7.药源性腹泻　许多药物可引起腹泻，如酚酞、番泻叶等泻药，林可霉素、新霉素等抗生素，利血平、胍乙啶等降压药，乳果糖、乳山梨醇等肝性脑病用药，这可能是药物本身的作用，也可能是药物的副作用引起的。

8.菌群失调性腹泻　肠道中正常菌群为机体不可缺乏的一部分，它们和宿主之间相互作用，维持平衡状态，有重要的生理作用。大量抗生素的应用、急性肠道感染或免疫抑制状态，可破坏肠道内正常菌群之间相互制约的关系，使其在质和量方面失去平衡，造成菌群失调。主要的有需氧菌与厌氧菌比例失调。

二、分类

（一）高渗性腹泻

氧化镁、氢氧化镁、甘露醇、山梨醇、乳果糖、硫酸镁、硫酸钠等高渗性药物进入小肠后，血浆中的大量水分很快透过肠黏膜进入肠腔，肠腔中的大量水分刺激肠壁引起腹泻。

高渗性腹泻的特点：①禁食或停药后腹泻停止；②肠腔内渗透压超过血浆渗透压；③粪便中含有大量未经消化或吸收的食物或药物。

（二）吸收不良性腹泻

许多疾病，如成人乳糜泻、热带性口炎性腹泻、小肠手术后、盲襻综合征、门静脉高压和右心衰竭等，均可造成弥漫性肠黏膜损伤和功能改变，导致吸收不良性腹泻。

吸收不良性腹泻的特点：①禁食可减轻腹泻；②肠内容物由未吸收的电解质和食物组成，渗透压较高。

（三）分泌性腹泻

霍乱弧菌、大肠杆菌、沙门菌等产生的毒素，血管活性肠肽（VIP）、血清素、降钙素等，前列腺素、白三烯、血小板活化因子、肿瘤坏死因子、白介素等免疫炎性介质，胆盐和长链脂肪酸，通过刺激阴离子分泌和增加黏膜上皮通透性而引起分泌性腹泻。

（四）渗出性腹泻

克隆病、溃疡性结肠炎、志贺杆菌、沙门菌属、螺杆菌、耶尔林菌、结核杆菌、阿米巴原虫、难辨性夹膜杆菌感染、缺血性肠炎、放射性肠炎、憩室炎、肿瘤感染等，由于肠黏膜发生炎症而渗出大量黏液、脓液、血液，引起腹泻。

渗出性腹泻的特点：①粪便含有渗出液和血液，结肠尤其是左半结肠炎症多有肉眼黏液脓性便，如有溃疡或糜烂，往往带有血液。小肠炎时，肉眼未见脓血便。②腹泻和全身症状、体征的严重程度取决于肠受损程度。

（五）运动性腹泻

许多药物、疾病和胃肠道手术可改变肠道的正常运动功能，促使肠蠕动加速，以致肠内容物过快通过肠腔，与黏膜接触时间过短，因而影响消化与吸收，发生腹泻。常见的可致运动性腹泻的药物包括普萘洛尔（心得安）、奎尼丁等，糖尿病、甲亢、迷走神经切除后可引起神经性腹泻，胃大部分或全胃切除、回盲部切除术由于回盲部的活瓣作用消失引起腹泻，类癌综合征、部分性肠梗阻、肠易激综合征也可引起运动性腹泻。

运动性腹泻的特点：①粪便稀烂或呈水样，无渗出物。②腹泻伴有肠鸣音亢进和腹痛。

三、症状和体征

（一）症状

急性痢疾感染、急性食物中毒、急性阿米巴痢疾发病急，有不洁饮食史；急性痢疾感染、急性阿米巴痢疾等疾病急性发作后可转变为慢性或时轻时重；肠结核、肠易激综合征、糖尿病性自主神经病变、结直肠癌可表现为慢性起病，腹泻与便秘交替出现；胃肠手术、迷走神经切断后可引起腹泻；分泌性腹泻进食后腹泻持续；渗出性腹泻禁食后腹泻可停止。

（二）体征

1.腹部体征　胃肠道肿瘤腹部检查常出现腹痛和包块。但腹腔内结核、克罗恩病、憩室炎、肠套叠肠梗阻等也可出现腹痛和包块，应注意鉴别。压痛位于左腹降结肠部位，应考虑溃疡性结肠炎、肠易激综合征和结肠过敏等。

2.肛门直肠检查　肛门直肠指诊对直肠癌的诊断有重要意义。如触及直肠内有坚硬不移的肿块，指套上染血等，常为晚期直肠癌。多发性息肉病有广泛的小结节，克罗恩病、溃疡性结肠炎可出现瘘管。

四、鉴别诊断

急性腹泻伴有发热、恶心、呕吐、腹痛等症状时，应考虑急性食物中毒性腹泻。慢性腹泻见脓血便，应考虑细菌性痢疾、阿米巴肠病、溃疡性结肠炎、克罗恩病、肠结核、大肠息肉等。若脓血便伴有里急后重，则细菌性痢疾、溃疡性结肠炎、放射性肠炎、直肠癌的可能性大；若脓血便伴有剧烈腹痛应考虑缺血性肠炎、肠套叠等。脓血便伴有鲜血可能为右侧结肠恶性肿瘤、结肠息肉、吸收不良等。腹泻与便秘交替出现时，应考虑过敏性结肠炎、肠易激综合征、乙状结肠过长、大肠癌、大肠憩室炎等。

由于抗生素长期运用可引起肠道菌群失调，也可表现为细菌、病毒感染引起的腹泻，严重的菌群失调有时症状和病情相当严重，需要与各种感染性肠炎进行鉴别，因此，对于腹泻患者，大便致病菌培养检查是很重要的鉴别手段。

第三节　便血

便血是指血液从肛门排出的一种症状。便血可分为显性便血和隐性便血，显性便血是肉眼可见的出血，包括流血、滴血、粪便带血或脓血便；隐性出血又称潜血，需要实验室检查才能发现。

中医学对便血的认识首载于《黄帝内经》，汉代著名医学家张仲景又把便血分为“近血”与“远血”。《金匮要略》曰：“下血，先便后血此为远血也”“下血，先血后便此近血也”。对便血发生的部位，《景岳全书》云：“血在便后考其来远，或在小肠或在胃”，在现代医学中，远血多源于上消化道出血，近血大多发生于内痔，也常见于肛门裂、直肠息肉、直肠肛管癌等疾病。

一、病因

（一）中医病因病机

中医学认为引起便血的原因有如下几个方面：

1.外感　中医学认为，外邪中，风、热、燥、火之邪最易使肠络受损，血液妄行而引起便血。

2.阴虚血燥　饮酒过度及其他原因可导致肠道内生湿热，耗阴动血出现便血；郁怒伤肝，气郁化火，横逆伤络，引起肝肾阴虚而血燥外溢。

3.脾肾阳虚，不能摄血　久病伤及脾肾之阳气，可致气失统摄，血无所归而发生便血。

肛肠病中便血属于中医学“近血”的范畴，中医学认为风、湿、燥、热、气虚、血虚等因素是肛门直肠病症的常见致病因素。在探讨近血病因病机时，应将这些致病因素密切地联系在一起分析，通过辨证以弄清便血属于何种病因。

(1)风邪可引起下血，风多挟热，热伤肠络，血不循经下溢，血色鲜红。

(2)湿邪与热相结，可致肛门气血纵横，经络交错发为痔。热邪伤络，加以湿性秽浊，故血色如烟尘。湿热郁结大肠，肠道气机不畅，经络受阻，瘀血凝聚可导致肠息肉。

(3)燥热能伤津液，肠道失润，粪便干结，可导致肛门裂，加上热盛迫血妄行，则下血鲜红。

(4)因情志内伤可导致气滞血瘀，日久蕴结大肠，可致癌变。便血是直肠癌主要症状之一。

(5)血虚、气虚最终也可导致肠道气机失调，出现排便时带血。

综上所述，近血的病因病机主要是局部和内外因素的影响，再加之风、湿、燥、热等外邪的作用，引起机体阴阳失调，气血失和，经络阻滞，瘀血浊气下注，形成便血。脏腑功能失调、气血失和、经络损伤是“近血”形成的基本病机。

(二)西医病因

引起便血的常见原因包括下消化道出血、上消化道出血及全身性疾病。

1.上消化道出血　上消化道出血是指食管、胃、十二指肠、上段空肠、胰管和胆道的出血。引起上消化道出血的常见原因为消化性溃疡、急慢性胃炎、肿瘤、肝硬化合并食管或胃底静脉曲张破裂、应激性溃疡等。本病属中医血证中的“吐血”、“便血”范畴。

2.下消化道出血

(1)肛门直肠病：主要有痔、肛裂、肛瘘、直肠炎、直肠息肉、直肠血管畸形、直肠血管瘤、憩室、直肠子宫内膜异位症等。

(2)结肠疾病：感染和寄生虫(细菌性痢疾、阿米巴肠病、血吸虫病等)、炎症性肠病(溃疡性结肠炎、克罗恩病)、放射性肠炎及结肠肿瘤等。

(3)小肠疾病：感染(伤寒与副伤寒、结核病)、炎症(急性出血坏死性肠炎、克罗恩病)、肿瘤(恶性淋巴瘤、平滑肌肉瘤、类癌等)。

(4)血管病变:缺血性肠炎、过敏性紫癜等。

3.全身性疾病

(1)凝血机制障碍:血友病、维生素缺乏。

(2)血小板减少:原发性和继发性血小板减少性紫癜、白血病、再生障碍性贫血等。

(3)尿毒症。

(4)结缔组织疾病:系统性红斑狼疮、皮肌炎和结节性多动脉炎等。

(5)急性传染病:钩端螺旋体病、流行性出血热等。

二、症状和体征

1.症状　便血患者就诊时,需注意便血颜色、便血经过及伴随症状。

(1)便血颜色:血液呈鲜红色多见于痔、肛裂、肛瘘、直肠息肉及肛门直肠损伤等;细菌性痢疾、阿米巴痢疾、血吸虫病、大肠癌及溃疡性结肠炎的大便多为脓血便或黏液血便;柏油样大便常见于上消化道出血,但如果出血量大时,大便也可呈黯红色或紫红色血块。需要注意的是,当进食大量动物血液、肝脏时,大便也可呈柏油样或褐色。

(2)便血经过及伴有症状:肛裂时除出血外,还伴有剧痛。内痔除出血外,一般情况下不出现疼痛;肛瘘除了出血外,瘘口有脓性分泌物。细菌性痢疾、流行性出血热、阿米巴出血坏死性肠炎等发病急,伴有腹痛、发热。溃疡性结肠炎、结肠憩室病、克罗恩病便血呈间歇性。大肠肿瘤患者除了持续性出血外,还有体重减轻及贫血等全身症状。

2.体格检查

(1)全身检查:便血时,体格检查重点应放在腹部,腹部坚硬、边缘不齐的包块多提示晚期结肠癌;乙状结肠血吸虫性肉芽肿可触及增厚变硬的肠管;便血同时伴有全身出血倾向,须考虑出血性疾病;克罗恩病可触及右下腹固定性包块;溃疡性结肠炎患者出现的包块位于左下腹,呈香肠型。

(2)肛门指诊:对于发现直肠癌有重要意义,如触及直肠内形状不规则的肿物,指套染血或脓血,可能多为直肠癌及直肠息肉。

三、鉴别诊断

直肠、乙状结肠及降结肠的疾病如痔、肛裂、直肠息肉和直肠癌等,出血量一般不大；上消化道出血、急性坏死性出血性肠炎、肠伤寒等出血量比较大；肠系膜及门静脉血栓时便血量常在两者之间。

肛门直肠疾病，如肛裂、痔、肛门直肠损伤、直肠息肉和直肠癌等，血与粪便不混杂；结肠息肉和结肠癌大便与血相互混杂；细菌性痢疾、肠结核、血吸虫肠病、阿米巴肠病及溃疡性结肠炎大便常为脓血便及黏液血便。大多数情况下，结肠出血时血与大便混杂；直肠、乙状结肠出血时血与粪便不混杂。

粪便的颜色改变与消化道出血部位、出血量及血液在消化道中停留时间有关。但是，上消化道大出血可能伴有肠蠕动加速，这时大便呈黯红血便而不是黑便。小肠出血，停留时间长时也可呈柏油样便，但如量多而且停留时间短时则可呈黯红色、鲜红色或紫红色血块。结直肠病变的出血通常为鲜红色，口服某些中药（如熟地）、活性炭、铁剂等大便也可出现柏油样色，但是进行联苯胺试验结果呈阴性，停服药物后大便颜色转为正常。口服酚酞制剂后大便颜色可呈鲜红色，需要对此进行鉴别。

第四节　腹痛

腹痛是最常见的症状之一，腹痛本身并不是一种独立的疾病，而是由多种疾病引起的一种症状。

中医学对腹痛很早就作了描述，《内经》及《金匮要略》对腹痛的症状与治疗作出了全面论述，之后历代学者对腹痛的病因病机、分类、治疗等进行了重要补充，是历代医家重点论述的病种之一。

一、病因

（一）中医病因

中医学认为，腹痛的成因不外乎寒、热、虚、实、气、血等几个方面，各种原因之间往往相互联系，或互相交杂在一起。以下是引起腹痛的主要病因病机。

1.外感时邪，内传于里　六淫外邪，侵入腹中，均可引起腹痛。如《素问·举痛论》曰："寒气客于肠胃，厥逆上出，故痛而呕也。寒气客于小肠，小肠不得成聚，故后而泻腹痛也。"又曰："热气客于小肠，肠中痛，瘅热焦渴，则坚干不得出，故痛而闭不通也。"

2.饮食不节，肠胃受伤　暴饮暴食，恣食肥甘、厚腻辛辣、过食生冷、酿生湿热等均可使肠胃受损，腑气通降不利而发生腹痛。如《素问·痹论》曰："饮食自倍，肠胃乃伤。”

3.情志失调，气滞血瘀　抑郁恼怒，肝失条达，气机不畅，或忧思伤脾，或肝脾不和，气机不利，腑气通降不利而发生腹痛；或气滞日久，血行不畅，或跌打损伤，或腹部手术等，均可形成腹中瘀血，血瘀腹痛。

4.阳气素虚，脏腑失煦　素体阳气不振，或过服寒凉，损伤脾阳；或久病肾阳不足，肾失温煦，脏腑虚寒，腹痛日久，迁延不愈。《诸病源候论·久腹痛》曰：“久腹痛者，脏腑虚而有寒，客于腹内，连滞不歇，发作有时。发则肠鸣而绞痛，谓之寒中。”

（二）西医病因

1.感染　细菌、病毒、真菌感染是引起腹痛最常见的原因，如伪膜性肠炎、急性沙门菌属细菌感染等。

2.肠梗阻与扩张　肠道梗阻及急性胃肠扩张等均可引起腹痛。

3.肠腔脏器扭转或破裂　当结肠及肠系膜发生急性扭转和溃疡破裂穿孔时可出现剧烈腹痛。

4.内脏下垂　结、直肠均可发生内套叠，下垂。

5.中毒与代谢紊乱　铅、血卟啉及糖尿病酮症酸中毒时可出现腹痛。

6.肿瘤浸润与转移　结、直肠恶性肿瘤浸润与转移后可出现腹痛。

7.神经精神因素　肠易激综合征、胃肠神经官能症等神经精神性疾病可出现腹痛。

8.其他　受凉、食物过敏、精神紧张、肠胀气等都可出现腹痛。

二、分类

腹痛有许多分类法，其中最常用的是急慢性分类法、部位分类法、病理分类法和性质分类法等。

（一）部位分类法

1.中上腹腹痛　多见于胃痉挛、急性胃炎、上消化道溃疡或穿孔、食管裂孔、急性胰腺炎、心绞痛、急性心肌梗死、急性阑尾炎初起等疾病。

2.右上腹腹痛　多见于急性胆囊炎、胆石症、胆道蛔虫症、十二指肠球部溃疡或穿孔、右膈下脓肿、右下肺炎症、右胸膜炎、右肾结石、右肾盂肾炎、肾盂积水积脓等疾病。

3.左上腹腹痛　多见于急性胰腺炎、胃穿孔、左肺炎症、左侧胸膜炎、左膈下脓肿、脾梗死、脾周围炎、左肾结石、左肾盂肾炎、肾盂积脓或结石等疾病。

4.脐周腹痛　见于小肠炎、痉挛、梗阻，肠蛔虫症，腹膜炎，急性阑尾炎初起，糖尿病酮症酸中毒,某些毒物或毒素引起的腹痛。

5.下腹腹痛　多见于泌尿系及妇科疾病,如泌尿系的膀胱炎、尿潴留等疾病,妇科如宫外孕、卵巢囊肿蒂扭转、痛经、盆腔炎或盆腔脓肿等疾病,但很可能随病灶而偏重某一侧疼痛。

6.右下腹腹痛　见于阑尾炎、肠炎、肠结核、肠肿瘤、肠系膜淋巴结炎、右输尿管结石、女性右盆腔炎、卵巢滤泡破裂、右腹股沟嵌顿疝等疾病。

7.左下腹腹痛　多见于乙状结肠扭转、腹股沟嵌顿疝、细菌性痢疾、结肠阿米巴病、结肠癌、左输尿管结石、女性左附件炎、卵巢滤泡破裂等疾病。

(二)病理分类法

1.功能性腹痛　如肠易激综合征、胃肠神经官能症、肠痉挛等。

2.器质性腹痛　可见于肿瘤、炎症、肠扭转、肠套叠、胆囊炎等。

(三)性质分类法

1.内脏性疼痛　是由于内脏的传入神经纤维终末受到刺激所致。内脏器官神经纤维分布较少,刀割、钳夹或烧伤等刺激,不能引起内脏痛觉的冲动;而内脏的突然扩张或膨大、平滑肌痉挛或强烈收缩、强烈的化学物质刺激或当器官发生病理性充血或缺血时,可以发生痛觉的冲动。真性内脏痛的特点为多呈间歇性,与空腔脏器周期性挛缩、蠕动亢进有关;疼痛的性质多为钝痛,有时可因体位变换而减轻。

2.体干性疼痛　体壁内面(腹膜、肠系膜)的神经纤维,对于牵引、扭转、热、电等物理刺激及各种化学刺激极为敏感,这种冲动经肋间神经等脊髓传入纤维到达脊髓后角,经突触后达第Ⅱ神经元脊髓丘脑束。牵拉腹膜或肠系膜,炎症,物理或化学性刺激均可引起冲动。由于咳嗽、身体活动等引起腹肌剧烈收缩时可使疼痛加剧。

体干性疼痛的特点以持续性刀割样锐痛多见,能清楚地识别疼痛的部位,压痛点十分明确。

3.牵涉痛　在某种情况下身体某一局部区域出现疼痛,但真正的病变部位并不在此,而是由于与神经分布相联系而引起的,这为牵涉痛。牵涉痛有两种:一种是躯体性牵涉痛;另一种是内脏性牵涉痛,内脏单独伸展或收缩时,一般不发生牵涉痛,但是在此基础上合并急性炎症、血供障碍时,可发生牵涉痛。

牵涉性疼痛部位与患病的器官之间有一定的距离。牵涉性疼痛的局部定位,符合皮肤节段的规律。

三、症状和体征

(一)急腹症

1.炎症性腹痛　腹腔内脏器发生炎症时产生的疼痛,其性质多为持续性疼痛,阵发性加剧,以胀痛或撕裂样疼痛为主,有时甚为剧烈;疼痛常伴明显的消化道反应,表现为食欲不振、消化不良、恶心、呕吐等;炎症病变一旦累及壁层腹膜,则产生腹膜刺激征(压痛、反跳痛及腹肌紧张);因病变涉及范围不同,表现出的腹膜刺激征也有区别,范围较为局限的为"局限性腹膜炎",影响全腹的为"弥漫性腹膜炎"。炎症性病变都可能出现程度不同的牵涉痛;急性炎症性腹痛由于腹腔内炎症病灶存在,因此除了局部炎症病变外,还有不同程度的全身炎症反应。

2.穿孔性腹痛　腹痛骤然发生,疼痛非常剧烈;腹痛呈持续性,范围迅速扩大,腹肌抵抗程度剧烈,肠鸣音减弱或消失;全身中毒反应在穿孔之后迅速发生并加重。

3.梗阻性腹痛　起病急骤,早期腹痛为阵发性,并有阵发加剧,后期为持续性;腹痛剧烈时,可听到剧烈而短促的肠鸣音亢进、气过水声或金属音;全身中毒反应晚于腹痛发生。

4.内出血性腹痛　起病急骤,大多有外伤史;腹痛持续存在,压痛和腹肌抵抗的程度较轻,反跳痛明显;可迅速出现失血性休克的体征和临床表现。

5.缺血性腹痛　本型腹痛多见于老年人,起病急骤,可有动脉硬化或心脏病病史;腹痛剧烈而持续存在。

(二)慢性腹痛

慢性腹痛多属内脏神经痛,疼痛部位含糊,可有轻度压痛和腹肌紧张,无反跳痛;慢性腹痛急性发作时,持续时间短;全身中毒反应大多先于急性腹痛发生。慢性腹痛主要由消化道炎症产生,疼痛发作前大多有先驱症状。慢性腹痛是器质性因素、功能性因素和心理因素相互作用的结果,疼痛发生过程中,时间越长,则心理因素的影响越大。疼痛持续时间越长,患者的神经症倾向越明显。

四、鉴别诊断

由于腹痛的病因复杂,感染性疾病、内脏穿孔、肠梗阻、胆囊结石、肾结石、腹腔内器官出血、腹腔血运障碍、肠道内寄生虫、腹壁肌肉外伤或炎症、神经系统疾病、胸椎或腰椎病变、代谢疾病性腹痛、各种毒物均可引起腹痛。由此可见急性腹痛的病因繁多,其临床表现复杂,因此对腹痛的诊断应仔细、全面地搜集病史,掌握其体征的特点和变化规律，客观分析是腹痛的诊断关键，对判断有困难的病例需密切观察其动态变化，给予对症治疗，但禁用麻醉止痛剂，以免掩盖其真实情况。

临床中对腹痛需注意其性质、部位、伴随症状、体征、全身情况等，检查重点应注意腹部。但有些腹腔外病变也可出现腹痛，需要注意。

（一）伴随胃肠道症状

临床以腹痛为主要症状者，绝大多数还是消化系统的疾病。消化系统病变引起的腹痛，均会出现不同程度的消化道症状，如反酸、嗳气、恶心、呕吐、腹胀、腹泻、甚至可出现排便排气停止等情况；有时也会出现一些相关的其他症状，如厌油腻食物、发热、黄疸、柏油样便等。可以根据这些症状的不同，推测可能是什么病。

急性胃肠炎腹痛时伴呕吐、腹泻、发热等症状；胃、十二指肠溃疡疼痛有周期性，伴反酸、嗳气等症状；慢性肠梗阻有腹胀、呕吐、排便排气不畅等症状；慢性胃炎有腹痛、消化不良等；胆道疾病腹痛位于右上腹，伴消化不良、厌油腻食物等症状；胰腺疾病腹痛位于上腹或偏左，有消化不良、厌油腻食物等症状；结肠病变时可出现大便性状改变、腹痛、消瘦等症状。

（二）腹膜刺激征

弥漫性腹膜炎，肝、脾等实质性脏器破裂，胃及十二指肠穿孔，小肠扭转，卵巢囊肿蒂扭转，肠系膜血管栓塞，伤寒肠穿孔，肠套叠等疾病出现腹膜刺激征明显，范围较广，临床上表现为“弥漫性腹膜炎”的特征。局限性腹膜炎、急性胆囊炎、水肿型急性胰腺炎、化脓性急性阑尾炎等疾病出现的腹膜刺激征（压痛、反跳痛、肌紧张）也较明显，但范围较小，呈“局限性腹膜炎”的体征。

（三）腹外病变

腹外病变也称“假性腹痛”，主要是指由腹部以外的疾病所产生的“牵涉痛”反映在腹部，而并非是真正的腹部疼痛。这种疼痛特点是指示部位虽然明确，但绝大多数与真正病变部位不相符。常见的可引起“假性腹痛”的疾病包括肺炎、胸膜炎、心肌梗死等胸腔内疾病。

（四）腹壁疼痛

腹壁软组织损伤、腹壁软组织感染经快速传入纤维将痛觉传入，进入脊髓后引起的疼痛分布于相应的脊髓神经所属区，因此疼痛定位准确。

（五）全身反应

因为急性炎症性腹痛的根本病因是因腹腔内有炎性病灶存在，因此，除了局部炎症病变外，有不同程度的全身炎症反应，表现为全身不适、食欲减退、体温升高、脉搏加快、白细胞计数增高等。

第五节　肛门疼痛

肛门疼痛又称肛门痛，是指肛门及其周围以疼痛为主的一种症状。根据疼痛与大便的关系，可将肛门疼痛分为排便时肛门疼痛与平时肛门疼痛。

《五十二病方》最早记载了肛门疼痛，《兰室秘藏》中记载："治痔疾，若破谓之大漏，大便秘涩，必作大痛。"

一、病因

（一）中医病因

中医认为，外邪中湿、热、风、燥之邪侵犯，七情郁结，劳倦内伤等均可引起肛门局部气血壅滞、经络阻滞，从而导致不通则痛。

1.外感风湿　燥热之邪，或过食辛辣肥甘醇酒，致实热或湿热内生，下注肛门，经络阻滞，气血凝聚，不通则痛。

2.气滞血瘀，肛门疼痛　多由七情郁结，肝气不舒，或寒凝气滞，气机失调，血瘀不行，停滞于肛门而局部作痛。

3.劳倦内伤，气血虚弱　劳倦内伤，气血虚弱可引起肛门局部经络阻滞，发生肛门疼痛。

（二）西医病因

1.肛门直肠及其周围炎症　肛隐窝炎、肛乳头炎、肛周脓肿、肛瘘、外痔发炎等，溃疡性结肠炎、阿米巴肠病等，当炎性渗出物刺激肛门局部时可引起肛门疼痛。

2.肛门直肠损伤　食物中（如辣椒、烈性酒等）含有的刺激成分，以及肛裂、肛周皮肤皲裂和肛门异物刺激等均可引起肛门疼痛。

3.血栓形成　血栓性外痔、内痔血栓形成可造成肛门疼痛。

4.括约肌痉挛　肛裂、内痔嵌顿患者由于引起括约肌痉挛，可以产生剧烈肛门疼痛。

5.神经精神因素　肛门直肠神经官能症、阴部症候群（如肛提肌痉挛）等可因精神作用或刺激阴部神经，出现骶尾部或肛门直肠区疼痛。

6.肛门及周围组织压迫　晚期肛门直肠恶性肿瘤、子宫颈癌、前列腺癌等可压迫侵袭周围组织，引起肛门直肠区疼痛。

7.肛门直肠术后　肛门部手术患者术后均有不同程度的疼痛。

引起肛门疼痛的原因中，临床上最常见的是肛裂或溃疡、血栓性内痔、血栓外痔、肛周脓肿等。

二、症状和体征

肛门疼痛是多种肛门直肠疾病的临床表现。不同性质的疼痛,反映出不同的疾病特点,如排便开始时肛门部发生烧灼痛,排便后疼痛较排便前更为剧烈,并持续数分钟至数小时,是肛裂的疼痛特点;内痔排便时多有肿物自肛门内脱出,不能回缩而发生剧烈的持续性疼痛;肛门直肠周围脓肿在肛门或肛管内有持续性和不断加重的胀痛和跳痛,常伴有发热、肛周皮肤红肿疼痛等表现;血栓性外痔常使患者突然感觉肛门边缘出现圆形肿块,伴有持续性剧烈疼痛;肛门直肠疾病手术后的疼痛多是反射性的疼痛。因肛门部位神经分布较多,感觉灵敏,同时又有肛门收缩与排便的刺激,故肛门手术后疼痛较一般手术明显。

三、鉴别诊断

肛门疼痛是大多数肛肠疾患的共同症状,但肛肠疾患病种繁多,不同病种其疼痛的性质、时间、程度均有差别,因此根据肛肠疼痛的特点,可以对肛肠疾病作出初步诊断。另外,一些肛门部位的功能性疾病,也会引起肛门直肠区疼痛,需要与各种肛门直肠部器质性疾病相鉴别。

(一)肛门部器质性病变引起的肛门疼痛

1.痔疮　Ⅰ、Ⅱ期内痔一般不会出现疼痛症状。Ⅲ期内痔因常脱出肛门不能回纳,或擦伤或感染,可伴疼痛不适且多表现为胀痛,但当内痔回纳后症状即可缓解或消失。外痔,不论是静脉曲张外痔还是结缔组织外痔,只要无炎症或感染等情况多数无疼痛;但当突然发生肛门疼痛且伴有肛门肿块,质较硬又不能回纳肛内,须考虑是血栓性外痔的疼痛表现。而混合痔的主要症状是反复的肛门肿物脱出或突起坠胀出血,疼痛发生主要是由于内痔嵌顿引起,外痔疼痛一般在发炎水肿时才会出现。因此,对于痔疮,不论内痔、外痔还是混合痔,肛门疼痛症状可有可无,不具有特征性。

2.肛裂　疼痛是肛裂的主要症状,与排便密切相关。排便时,肛管扩张引起撕裂样疼痛,便后疼痛短暂消失,持续数分钟或数十分钟后又突感剧痛,甚至无法忍受,可持续 1h 至数小时,随后疼痛逐渐缓解至消失,直至再次排便出现,这种呈周期性的肛门疼痛为肛裂所特有。

3.肛瘘　肛瘘或肛门直肠瘘大多是肛门直肠周围脓肿的后遗症。因此,肛瘘初期,常与肛周脓肿有相似的症状,即局部的红、肿、热、痛。如瘘道通畅时,多无疼痛症状,若外口闭合,分泌物排泄障碍,则出现局部胀痛或跳痛。若继发感染或化脓，又会出现肛周脓肿样的红肿热痛等症状。因此，对于肛瘘或肛门直肠瘘，疼痛是次要表现，其诊断主要根据有肛门硬结、索状物、外口及从外口溢出分泌物等表现进行判断。

4.肛周脓肿　肛周脓肿继发于感染，其局部的特征是红、肿、热、痛和功能障碍，因此根据红肿热痛的典型特征诊断本病并不难。但是有些部位较深的脓肿，仅会出现会阴部坠胀感，局部的红肿热痛并不明显。只有当病变逐渐扩大，且蔓延至较浅部位时，才会出现红肿热痛的症状。但深部感染或脓肿的全身反应较重，如急性病容、寒颤、体温增高、全身乏力，严重者甚至出现感染性休克。因此对肛门较深部位的脓肿或感染，必须根据病情、检查等综合分析，才可避免漏诊或误诊。

5.直肠脱垂　隐性直肠脱垂一般不会有疼痛发生。疼痛多发生在显性直肠脱垂，这种疼痛多是由于直肠脱垂反复发作，随着脱垂长度和宽度的逐渐增大，出现腹部或下腹部的疼痛，其特点是钝痛，且多向下肢放射。可引起尿频，部分病人有一侧或双侧髋部疼痛，可向下延伸至小腿，一般很少出现肛门局部疼痛。但如果发生绞窄时，由于脱垂部分发生血循环障碍，可出现急剧肿胀、大量渗液，甚至充血、糜烂及坏死，此时即可发生局部的剧烈肿胀疼痛，以及大小便困难，体温升高，烦躁不安等症状。

6.肛门直肠狭窄　肛门直肠狭窄主要症状为排便困难或大便变细，或变扁，或难成形，只要大便不干结，一般不会出现肛门疼痛症状。但由于肛门狭窄，只要大便稍干或结燥，肛门瓣就容易被擦伤或撕裂，引起感染，此时会出现肛门疼痛症状。这种疼痛的特点是肛门狭窄所致的排便困难在先。

7.肛窦炎和肛直肠炎　肛窦炎和肛直肠炎的疼痛特点为肛门内的烧灼样或撕裂样疼痛，烧灼样疼痛多是肛管部分炎症水肿的典型表现。撕裂样疼痛多由肛门瓣损伤造成，但无肛裂疼痛的周期性特征。肛门直肠指诊检查可见肛窦或肛门直肠部明显压痛和肿块感觉，肛门灼热感，有时还可触到肿大的肛乳头。

8.直肠癌　直肠癌早期多无明显症状，一般不会出现疼痛，只有当癌肿蔓延至直肠周围而侵犯骶丛时，才会出现肛门疼痛，而此时的疼痛多为剧烈和持续，并可牵涉下腹部、腰部和大腿部；而当癌肿转移时，还可发生转移部位的疼痛，如肝区疼痛、胸痛、腰痛等。

（二）功能性肛门直肠疼痛

功能性肛门直肠疼痛有两种形式：肛提肌综合征和痉挛性肛部痛。这两种形式经常同时存在，但根据疼痛持续时间、频率及特征可加以区分。需要排除其他原因如局部缺血、肛裂、炎症性肠病及肌肉脓肿等引起的肛门直肠疼痛，才能作出功能性肛门直肠疼痛的诊断。

1.肛提肌综合征(LAS)　肛提肌综合征亦称肛提肌痉挛、耻骨直肠肌综合征、慢性直肠痛、梨状肌综合征及紧张性骨盆肌痛。疼痛通常为模糊钝痛或表现为肛门坠胀感,坐位及卧位时加重,持续数小时至数天。本病的病因和发病机制不清,可能是骨盆肌肉痉挛或过度收缩引起的。有研究提示,患者肛管肌电活动和肛管内压增加,与精神压力、紧张和焦虑有关。

排除其他原因如局部缺血、炎症性肠病、隐窝炎、肌肉脓肿、肛裂、痔、前列腺及孤立性直肠溃疡后,患者在过去12个月中,虽不一定持续存在,但至少有12周出现:①慢性或反复发作的直肠疼痛或酸痛;②发作持续20min或更长。

2.痉挛性直肠痛　痉挛性直肠痛(PF)是指肛区突发的剧烈疼痛,持续数秒或数分钟,然后完全消失。本病发作不频繁,50%左右的患者1年内少于5次。本病病因不清,因发作时间短,次数少,给研究带来了困难。有些研究提示平滑肌痉挛可能是引起痉挛性直肠痛的原因。心理测试提示精神心理因素在本病的发生中可能起一定的作用。

第六节　肛门瘙痒

肛门瘙痒是肛门及肛周皮肤受到刺激发生瘙痒感。肛门瘙痒在《诸病源候论》中称为"风痒",《诸病源候论》中认为:"风瘙痒者,是体虚受风,风入腠理,与血气相搏,而俱往来与皮肤之间,邪气微,不能冲击为痛,故但瘙痒也。"

一、病因

(一)中医病因

1.外感　外感风邪,或风热相搏,或风湿相搏,或风湿挟热,留滞于荣卫之间、腠理皮肤之中,结而不散,常致发痒发疹,成瘙痒之症。

2.血虚生风　血虚不能充养皮肤腠理,生风生燥引起发痒。正如前人所说:"血虚则生风,风聚则发痒。"

(二)西医病因

肛门周围皮肤易发生瘙痒,引起肛门瘙痒的原因有如下几个方面:

(1)皮肤病:如牛皮癣,变应性皮炎等。

(2)过敏反应:如由局部麻醉药引起的接触性皮炎;各种软膏,或者肥皂中的芳香剂或其他化学品以及摄入某些食物后产生湿疹,会出现皮肤瘙痒症。

(3)表皮的真菌感染:如皮肤真菌病、念珠球菌病和细菌感染。

(4)寄生虫:蛲虫、较少见的疥疮和虱病。

(5)口服抗生素(尤其是四环素)。

(6)疾病进展:如全身性疾病(如糖尿病、肝脏病),直肠病变(如皮垂、隐窝炎、引流性瘘管)和肿瘤(Bowen 病、乳房外 Paget 病)。

(7)卫生不佳,有残留刺激性粪便,或者过多地频繁使用肥皂和搓擦可引起瘙痒症。

(8)内衣内裤太紧,被褥太厚,肥胖,湿热气候引起的多汗。

(9)精神性反应。

二、症状和体征

肛门瘙痒是一种自觉症状,引起瘙痒的机制还不十分明确,目前尚无测量瘙痒性质和程度的客观方法,加之个体对瘙痒的感觉程度不一,受精神因素的影响很大。

肛门瘙痒患者检查时可有皮肤潮湿或干燥,散在或密集的粟粒样丘疹,局部有渗液,或肛周皮肤有肥厚粗糙、色素沉着、鳞屑等变化。

三、鉴别诊断

许多疾病可以引起肛门瘙痒症状,因此需要对其进行鉴别。

1.肛门湿疹　起病短暂,肛门皮肤潮湿红润,有粟粒样丘疹,散在或密集成片,局部有渗液,瘙痒感明显。

2.肛门瘙痒症　肛门瘙痒症是较为常见的疾病,其特点是肛门周围瘙痒难忍。检查肛门时,轻者可见有轻度抓痕、破溃、糜烂、结痂、皮肤皲裂、色素减退或加深,重者可有皮肤增厚,出现苔藓样变化,肛周皮肤犹如树皮样改变。

3.肛门蛲虫病　肛门瘙痒夜间明显,有时可在肛周见到细小白虫。

4.肛窦炎　肛窦炎引起的瘙痒是由于炎性渗出物对肛门皮肤的刺激,用手抓难以止痒。肛门镜检查可见隐窝加深、充血及水肿等。直肠、肛窦炎症可引起肛门潮湿、瘙痒等一系列症状,即肛直综合征。

5.肛裂　由于肛裂溃疡和皮下的分泌物刺激肛门皮肤,引起肛门潮湿和瘙痒。肛裂是常见的肛门疾病之一,检查时可见位于肛缘与齿状线之间的肛管上皮纵行破裂,其临床表现为周期性疼痛、便血与便秘等。

6.外痔发炎　由于外痔反复发炎,刺激肛门皮脂腺,使汗腺分泌增多,引起肛门皮肤充血、潮湿发痒。

7.肛门松弛　直肠脱垂、产科损伤、会阴创伤、肛门会阴手术皮肤缺损、肛门直肠瘢痕等引起肛门松弛时，肠液通过肛门括约肌溢出增加，引起肛门部潮湿、瘙痒。

8.肛门湿疹　表现为肛周皮肤潮湿发红、疼痛、鳞屑、肛门奇痒，失去光泽及弹性，有苔藓样变、脱屑等多形性改变。

9.肛门大汗腺样痒疹　多见于女性青春期大汗腺分泌失调，发生无菌性炎症；表现为肛周瘙痒，皮肤毛囊丘疹，质硬、表面光滑。

第七节　肛门肿物脱出

肛门正常时内外括约肌收缩而紧闭，肛门周围有一层浅的放射状纹理。如果直肠或肛管内的突出物经肛门脱出，称为肛门肿物脱出。

中医学称肛门肿物脱出为“脱肛”“人州出”等。《五十二病方》记载：“人州出不可入者，窍出也。”此后《诸病源候论》中说：“脱肛者，肛门脱出也。”肛门肿物脱出可见于痔、直肠脱垂、低位直肠息肉、肛管纤维瘤等，轻者仅排便时脱出，重者咳嗽、用力等均可使肛门内肿物脱出。

一、病因

（一）中医病因

湿热风燥之邪侵袭，下注肛门，气血瘀滞，日久发为痔、息肉等，引起肛门内肿物脱出。久病体虚，年老体弱，中气不足，升举无力而下陷可引起肛门肿物脱出。久泻久痢，肠虚滑脱不禁，或长期便秘努挣等而脱出。小儿脏腑娇嫩，形气未充，或先天禀赋不足，发育营养不良，升提固摄功能低下而引起肛门肿物脱出。

（二）西医病因

肛门因内外括约肌的收缩而紧闭，肛周皮肤呈放射状皱纹。肛门部肿物脱出是指肛缘有肿物隆起或肛管直肠内肿物脱出肛门外，西医统称为脱肛。临床根据肿物脱出与排便的关系，常见有以下几种。

1.内痔　除Ⅰ期内痔不脱出外，其他期内痔均可脱出肛门外。

2.外痔　炎性外痔、血栓性外痔、结缔组织性外痔均可脱出肛门之外。

3.肛乳头肥大　除小的三角状、米粒状肥大的肛乳头外，较大的肛乳头可在排便时脱出肛门外。

4.直肠息肉　直肠下端息肉可随排便脱出肛门外。

5.直肠脱垂　不论是直肠黏膜脱垂，还是直肠全层脱垂，排便时均可脱出肛门外。

6.肛周皮肤病　肛门皮肤增厚、肛管疣及肛周尖锐湿疣等均可见肛门肿物脱出。

7.肿瘤　直肠下端的息肉、直肠腺瘤、绒毛状乳头瘤以及晚期肛管直肠肿瘤等均可见肛门肿物脱出。

二、症状和体征

肛门部肿物脱出是肛肠科常见的症状。除了肛门部肿块脱出之外，由于疾病的不同，有的患者可伴有肛门部疼痛、便血、便秘等症状。有些患者除了肛门部肿物脱出之外，没有其他不适。一些患者可有全身症状，如消瘦、贫血等。

三、鉴别诊断

肛门肿物脱出的诊断应依靠病史及脱出物特征，必要时需取组织做病理学检查以明确肿物性质。

1.内痔　痔团多为紫红或鲜红色，似草莓状，黏膜菲薄易出血。便时内痔脱出肛门外，便后痔团自行回纳者为Ⅱ期；便后痔团不能回纳，需用手法复位者为Ⅲ期。

2.外痔　常因粪便干结，排粪用力后肛缘外突然发生肿物，疼痛明显，局部为圆形肿物，触痛明显，皮下有紫蓝色结节，多为血栓性外痔；肛门皮肤反复轻微损伤和感染，可使皮肤红、肿、热、痛，皮肤皱褶肿大形成炎性外痔；炎症消退后，遗留成皮赘，为结缔组织性外痔，仅有便后肛门部不适或瘙痒等症状。

3.肛乳头肥大　除小的三角状、米粒状肥大的肛乳头外，较大的肛乳头可随排便脱出肛门外，部分能自行回纳，有的需用手托回复位，临床仅有肛门不适、无压痛，很少出血，可以是一个，也可以是数个。

4.直肠息肉　直肠下端息肉可随排便脱出肛门外，能自行回纳，息肉表面为黏膜，黏膜发炎时呈草莓状，脱出息肉有蒂，常易出血。

5.直肠脱垂　不论是直肠黏膜脱垂，还是直肠全层脱垂，排便时均可脱出，便后收缩能回纳，有的需用手托回，常因黏液流出染污内衣，伴肛周瘙痒。当黏膜损伤，可发生溃疡和出血。令患者蹲位用力，黏膜脱垂见肿物中心向外有放射状沟，指诊时可见两层折叠黏膜。完全性脱垂为全层肠壁翻出，黏膜呈同心环状皱襞，肿物有层层折叠，如倒宝塔状。

第二章　肛肠疾病常用检查方法

第一节　一般检查

一、常用的检查体位

1.侧卧位　患者取侧卧位，两腿屈曲。这是最常用的检查体位。

2.截石位　患者仰卧，下肢屈曲抬高并向两侧分开，臀部移至检查台或手术床边，使大腿与髋、躯干成为锐角，充分暴露肛门，是一种常见的检查体位。

3.膝胸位　患者俯卧，双腿屈起跪伏床上，胸部贴近床面，臀部抬高。适用于身材矮小、肥胖患者，及直肠镜、乙状结肠镜检查。但此种体位不舒适，难以耐受长时间检查，对病重或年老体弱者不适用。

4.蹲位　患者下蹲，用力增加腹压。常用于Ⅱ、Ⅲ期内痔，混合痔，肛乳头肥大，直肠下端息肉及直肠脱垂的检查。

5.倒置位　患者俯卧在特制检查床上，髋关节弯曲于床端，两腿下垂屈膝跪在横板上，降低床头，使臀部抬高，头部稍低。便于直肠窥器及乙状结肠镜检查。

6.屈膝仰卧位　患者仰卧床上，屈髋关节和膝关节，双手紧抱膝部。可增加腹压，使乙状结肠和直肠下降，便于检查。

7.弯腰扶椅位　患者向前弯腰，双手扶椅，显露臀部。适用于多人检查。

二、检查方法

（一）视诊

1.肛门的位置　注意观察肛门是否在两坐骨结节连线的中点，是否为异位肛门、肛门闭锁等。

2.肛门周围皮肤及阴毛分布　注意肛门周围皮肤是否有湿疹、搔痕、糜烂、白斑及手术瘢痕等。

3.肛周粪便、分泌物、血迹

(1)粪便：常见于肛门失禁、肛门直肠狭窄、肛管皮肤缺损。

(2)分泌物：常见于肛周脓肿、肛瘘。有黏液及血液附着时应考虑结肠炎、直肠脱垂、息肉等。

(3)血迹：应考虑内痔、肛裂、肿瘤等。

4.肛周肿物及赘生物　如肿物位于肛缘，呈光滑椭圆形，中心见黯紫色包块者，多为血栓性外痔。如见肛门一侧或肛周皮肤有表面凹凸不平，边界清楚、但不规则之肿物应考虑肛门皮肤癌。

5.观察肛瘘外口　注意观察肛瘘外口的位置、数目，距肛缘的远近等。

6.其他　外观无明显病变时，应注意观察肛门是否松弛，有无肛裂，必要时嘱患者采用蹲位，以观察是否有内痔、息肉或黏膜脱出等。

（二）指诊

肛内指诊是肛肠科十分重要的检查。指诊可以发现肛管和直肠下段有无异常改变，如皮肤或黏膜有无硬结、有无波动感、有无狭窄、触痛及肛门括约肌的紧张度等。指诊时一般采用侧卧位、膝胸位或截石位。检查者食指带涂润滑剂的指套，首先从肛周皮肤开始，注意肛周皮肤有无硬结、肿物，有无触痛的波动。如皮下触及绳索状硬条，应触知其走向及深度，如有破溃口及间断愈合、反复破溃发作史，应考虑为肛瘘。手指插入肛管后，应注意肛管皮肤和黏膜有无硬结，手指在直肠内做环形和向上向下检查，注意黏膜是否光滑，有无肿物、狭窄和直肠外肿块等。直肠前方可触及尿道球部、前列腺（男性）和子宫颈（女性），两侧有坐骨直肠窝，后方是骶骨和尾骨。

（三）探针检查

探针是检查肛瘘的重要工具。常用的探针种类有五种：槽探针、单钩探针、双钩探针、双球头探针、探棒。检查时要轻柔地将探针从瘘管外口轻轻插入，沿管道走至内口，另一手食指伸入直肠内引导探针的尖端通过。如果探针通过受阻，可能是管道狭窄、阻塞或弯曲，此时应调整变换探针方向，千万不可强行探入，造成假道，影响诊断及治疗。另外在肛瘘的诊断上，也可用亚甲蓝染色检查确定其内口的位置、走行及分支等。

第二节 内镜检查

一、肛门镜检查

肛门镜检查前应先进行视诊和指诊，如发现有肛裂、直肠严重狭窄和脓肿等，则应在麻醉下进行，否则会引起疼痛和出血。检查时肛门镜体须涂润滑剂，用左手拇指、食指将右臀拉开，暴露肛管，用肛门镜头部轻柔按摩肛缘，使括约肌放松后再进镜。进镜方向是先朝脐部，通过肛管后改向骶尾，方能顺利到达直肠壶腹。然后取出芯子，边退镜边观察直肠、肛管情况，为观察不同角度的病变有时需反复进入。肛门镜检查主要观察有无息肉、溃疡、肿瘤、异物、出血点、充血、水肿、内痔、肛乳头肥大、肛隐窝炎及瘘管内口等。

二、直肠镜、乙状结肠镜检查

直肠镜、乙状结肠镜型号很多。标准的直肠镜筒长 15cm，乙状结肠镜 25～30cm，口径 1.5～2cm。为防止镜检损伤，镜管顶端为钝圆形，在接目部边侧有充气孔，附有充气橡皮球，用以充入气体，扩张肠管。闭孔器（芯子）的头部圆滑，便于插入。接目部接有照明灯，目前常采用冷光源或光导纤维束。接目部可安装摄影机，以摄取肠镜图像。乙状结肠镜检查对直肠和乙状结肠下段病变（肿瘤、息肉、溃疡及炎症）的早期诊断有重要意义，凡原因不明的便血、黏液便、脓便、慢性腹泻、粪条变细等临床表现，均应行乙状结肠镜检查，以明确诊断。但如患者一般情况很差或有心力衰竭，则不宜做此检查。

（一）操作方法

检查前排空大便，一般不需灌肠，因灌肠可刺激黏膜充血、水肿，会冲洗掉肠壁上附着的脓血等影响诊断。为排净粪便，术前 1h 可用开塞露 15mL 注入直肠，促使排净粪便，一般可取得良好效果。取膝胸位，先作直肠指诊，了解肛管括约肌松紧度和直肠有无狭窄后，再将涂有滑润剂的镜筒及芯子插入肛管，以旋转动作逐渐进入直肠。开始时指向脐部，当放入 5cm 深时，取出芯子，打开光源，装上接目镜，边观察边将乙状结肠镜缓慢进入直肠壶腹。当镜器进入肛门 8cm 左右，则将镜端指向骶部，此时可见到直肠瓣。当镜端进入肛门 15cm 处可见直肠狭窄，即直肠与乙状结肠交界部分，此时应在直视下小心进行。镜端进入乙状结肠后，有时需适当注入空气，使肠腔张开，便于肠镜继续前进。一般可放入 25～30cm。进镜过程中必须看到上方肠腔后才能将镜身逐渐向前推进，切不可将镜器盲目地强行推进，以免发生穿孔、出血等危险。当镜身全部放入后，再慢慢向外退出，边退边观察，注意黏膜的色泽、充血程度，有无出血点、溃疡、脓性分泌物、息肉、结节、肿块等。如见可疑病变，可用活体组织钳夹取小块组织，进行病理检查，钳取部位最好在溃疡或肿瘤的边缘，不宜钳取一些坏死组织或脓苔。钳取后创面可用干棉球按压数分钟以止血。

（二）注意事项

1.看不清肠腔不能盲目插镜　操作应轻柔，切忌盲目和暴力推进，否则易损伤肠壁，造成穿孔。当看不清肠腔或推进受阻时，可稍等片刻或向后退镜，再行推进。

2.注入空气不能过多　因注气过多，肠内张力增大，易引起穿孔，特别是结肠已有病变者，更易发生。由于顾虑穿孔，有人主张尽量不注气或少注气为佳。但初学者往往因看不清，而大量注气，这是十分危险的。

3.活检时不能过深　过深或组织牵拉过多，也易引起出血或穿孔。一旦发生肠穿孔，应立即密切观察，进行腹部透视，确诊后及时手术。

三、纤维结肠镜检查

纤维结肠镜的应用是胃肠病学上的一个重要进展，显著提高了大肠疾病以及包括回肠末段和回盲部疾病的检出率和诊断率，并通过纤维结肠镜进行了息肉摘除、止血、乙状结肠扭转复位等非手术疗法。

（一）纤维结肠镜的基本构造和类型

纤维结肠镜的基本结构由光学系统和机械系统组成。光学系统包括导像和导光系统。机械系统包括弯曲及调节控制系统，注水、注气系统，吸引活检管道系统和金属软管、塑料管制成的外壳保护等。从外观上可分成5个部分：头部、可控弯曲部、软管部、操作部、万能导索。根据工作长度可将纤维结肠镜分为短型、中型、中长型和长型四类。短型的工作长度为60～70cm，也称纤维乙状结肠镜，适用于检查直肠和乙状结肠，由于该镜镜身较短，操作简便、灵活，插入迅速，易于单人操作，且不需做严格的肠道准备，病人痛苦少，故更适用于直肠和乙状结肠疾病的普查。中型的工作长度约100cm，可做全结肠检查，并可插至回肠末端。但其镜身长，操作复杂，器械容易损伤，使用寿命短。中长型工作长度为140cm左右，它兼有长型和短型的优点，既无长型纤维结肠胃镜操作不便和易损伤等缺点，又具有进行全结肠检查的有效工作长度，故常为全结肠检查的首选镜型。

（二）适应证

（1）原因不明的下消化道出血。

（2）原因不明的慢性腹泻。

（3）钡灌肠检查异常，病变性质及范围不能确定者。

（4）钡灌肠检查正常，但有不能解释的结肠症状者。

（5）疑为大肠及回肠末端疾病引起腹痛的腹部肿块。

（6）原因不明的低位肠梗阻。

（7）纤维结肠镜治疗。

（8）炎症性肠病及结肠术后随访、复查。

（9）大肠肿瘤的普查。

（三）禁忌证

1.严重的全身性疾病患者　①严重心肺功能不全者。②严重高血压、心律失常、脑供血不全、冠心病患者。

2.严重的活动性结肠炎症　如暴发型溃疡性结肠炎、暴发型克罗恩病、急性憩室炎、严重缺血性结肠炎、急性放射性结肠炎。

3.其他　腹膜炎或疑有肠穿孔。腹腔、盆腔手术后或其他病变引起的腹腔脏器广泛粘连。精神病患者及精神过度紧张不能合作者。

（四）检查前准备

检查前 2 天应进低脂、细软、少渣的半流质饮食。检查当日早餐禁食，如下午检查可在检查前 1h 进食少量食物，以防饥饿及低血糖发生。检查前晚睡前口服蓖麻油 25～30mL，或番泻叶 15～20g 冲茶饮。检查前 2h 清洁灌肠。检查前 0.5h 给予抗胆碱能药物和镇静剂。

（五）纤维结肠镜检查的基本方法

1.进镜　循腔进镜是纤维结肠镜检查的基本原则，也是纤维结肠镜检查安全进行的重要前提。在插镜过程中，要注意观察有无襻圈形成，准确判断肠腔走行，随时调节弯角钮，跟踪肠腔进镜，在弯曲处，可采用辨明肠腔走行的短距离滑进，避免盲目滑进。

2.退镜　退镜是寻找肠腔、防止襻圈形成、解除襻圈的重要手法。有时视野中呈现一片红色，说明镜端抵在肠壁上，此时应缓慢退镜，方能看到肠腔。如果继续盲目进镜，则不仅看不到肠腔，而且易形成圈襻，甚至引起穿孔。

3.识别和消除襻圈

（1）识别襻圈：在插镜过程中可以通过以下几个方面了解肠镜是否形成襻圈：

①插镜距离与推进的距离不相等；②插镜过程中，镜端部不前进，反而自肠腔内向后倒退，当退镜时，镜端部反而前进；③镜端部缺乏抖动反应。

(2)消除襻圈的几种手法：①钩拉法：当镜头越过弯曲而不能继续前进时，术者调控弯角钮使镜头保持最大限度的弯角钩住肠壁，然后缓慢退镜，至头部稍为滑动时为止。此时襻圈解除，肠管被拉直、缩短，然后再继续循腔进镜。②旋镜法：当纤维结肠镜形成大的襻圈时，可在退镜的同时配合旋镜法，尤其在通过肝曲时使用此法可明显提高通过效率。一般旋转方向取决于襻圈的形式，通常先采用顺时针旋转镜身退镜，若此时镜端产生矛盾运动而前进，即可继续后拉镜身，至镜端部停止前进，并稍微后退时为止。如果顺时针旋转镜身退镜时，镜端部随之后退，则改为逆时针旋转镜身退镜。③抖动镜身法：术者通过目镜观察肠腔，同时用右手迅速抖动镜身，抖动幅度为进镜5～10cm，然后退出3～7cm，如此反复进行可使肠管缩短、肠腔变直，避免形成襻圈。

4.定向滑进　在结肠锐角弯曲部位，有时虽向各个方向调节弯曲角钮，仍然难以看清肠腔，故应采取短距离的定向滑进。其方法为：准确判断肠腔走向，并调节角度钮使镜对准肠腔中内，然后小心沿肠壁斜壁的斜坡滑进，多可迅速通过弯曲部，看清肠腔。在滑进过程中，应随时注意观察黏膜的色泽变化。若无明显阻力，视野中肠黏膜颜色正常，向后滑动顺利，患者无不适即可顺利完成定向滑进。如遇阻力增加，黏膜颜色苍白，血管纹理变模糊不滑动，患者自觉疼痛时，应停止进镜，并退镜，辨明肠腔走向后再进镜，切忌盲目暴力进镜，以免发生穿孔等意外。

(六)结肠腔内的正常表现

1.直肠　纤维结肠镜下正常直肠黏膜呈橘红色，光滑润泽，富有弹性。通常血管纹理不鲜明，当肠腔充气扩张时，可见小血管，有时可见黏膜下淡蓝色静脉。直肠内有三个宽大的直肠瓣，瓣膜反面是盲区，应仔细检查。

2.乙状结肠　黏膜呈现淡橘红色，血管纹理清晰。皱襞呈椭圆形，低矮而密集，肠腔纡曲多变。

3.降结肠　黏膜呈橘红色，血管纹理清晰。半月襞清晰可见，且分布均匀。肠腔形态较恒定，呈短直隧道样。

4.脾曲　脾曲呈盲袋状，黏膜光滑润泽，血管网清晰，内侧为横结肠入口，下缘往往有一半月形皱襞，上方常可透见淡蓝色的脾脏。

5.横结肠　黏膜呈淡橘红色，但较降结肠稍深，血管纹理清晰。肠腔如筒状，皱襞排列呈倒三角形。

6.肝曲　亦呈盲袋状，外侧可见淡蓝色的肝脏投影。

7.升结肠　呈隧道样，皱襞排列呈正三角形。黏膜呈淡橘红色，黏膜下血管纹理不如结肠清晰。

8.盲肠　肠腔呈短而直的圆筒形，管径较粗，顶端呈一盲袋，皱襞排列成“V”或“Y”形。阑尾开口在其中，呈裂隙状、新月形或突起内翻。回盲瓣位于盲肠与升结肠连接处的内侧，呈唇型、乳头型、中间型。

（七）常见结肠疾病的纤维结肠镜下表现

1.大肠息肉

（1）管状腺瘤：临床上比较常见，占腺瘤的80%，好发于直肠、乙状结肠，有蒂型约85%，亚蒂和无蒂少见。其形态如球形或梨形，表面光滑、充血，部分有点状出血斑，瘤直径一般1～2cm，少数可大于3cm，恶变机会少，约占8%。

（2）绒毛状腺瘤：临床上较少见。好发于左半结肠，大部分为无蒂和亚蒂，形态不规则，呈绒球状或细小分叶状，表面不光滑，有无数绒毛状突起，质地脆，易出血，一般直径可达2～3cm以上，恶变率达20%～30%。

（3）混合型腺瘤：也称绒毛管状腺瘤，是上述两者的混合型。以有蒂和亚蒂多见，体积较管状腺瘤大，直径多大于2cm，恶变率占10%左右。

（4）家族性腺瘤病：是一种家族性、遗传性疾病。主要特点是结肠多发性腺瘤，数目超过100个，其形态多为无蒂半球形或结节状隆起，大多数息肉直径仅数毫米，少数超过1cm以上，癌变率高，有人认为癌变是本病的必然结局，发生年龄平均在40岁左右。

（5）黑斑息肉综合征：本病少见，主要特点是全胃肠道多发性息肉伴口唇周围、颊黏膜、手脚掌面有色素斑沉着。肠镜下息肉分布散在、数目不等、大小不一，息肉可有蒂、亚蒂或无蒂，表面不光滑，呈分叶状或乳头状凸起，色泽与周围黏膜相同，组织学上本病系错构瘤，癌变率低，一般占2%～3%。

（6）炎症性息肉：继发于大肠各种炎症性疾病，无特殊临床意义。肠镜下大部分息肉无蒂、体积小，直径仅数毫米，少数可达数厘米，表面苍白、无光泽。

2.大肠癌

（1）息肉癌：形状如宽基息肉，表面糜烂、溃疡、凹凸不平，呈菜花样突入肠腔，组织脆，易于出血。

（2）溃疡型：初为扁平状肿物，边界清楚，继而呈火山口状溃疡，溃疡边缘为结节状周堤，表面覆盖灰白色坏死组织。

（3）浸润溃疡型：肿块边界欠清楚，表面糜烂，散在溃疡，有接触性出血，继续发展可浸润肠管全周，形成环状狭窄。

(4)弥漫浸润型：又称硬化型癌。此型大肠癌因结缔组织明显增生使病变区变硬，呈环形浸润致肠腔呈管状狭窄，表面可见散在的糜烂及小溃疡，多见于直肠和乙状结肠。

(5)特殊型：如黏液癌。肿块表面伴有绒毛乳头状突起，内有大量胶胨样黏液，质软、有弹性、边界不清，多见于右半结肠。

3.大肠炎症性疾病

(1)溃疡性结肠炎：病变呈连续性分布，多发于左半结肠。

活动期：黏膜表面充血、水肿，血管纹理不清，黏膜粗糙呈颗粒样改变，组织变脆，易于出血。有时可见黏液、脓性分泌物及小溃疡，溃疡一般小而表浅，形态不规则，状如针尖、线形或斑块样。

慢性期：主要是黏膜萎缩和炎性息肉形成，肠镜下可见黏膜颜色苍白、无光泽，血管纹理紊乱，黏膜皱襞变形或消失，炎性息肉一般直径均小于0.5cm，无蒂。若病情严重反复发作者，晚期尚可出现肠管缩短、僵硬，结肠袋消失，肠腔狭窄等。

(2)克隆病：病变呈典型的节段性分布，好发于右半结肠。内镜下黏膜充血、水肿、溃疡、假息肉形成，且肠腔狭窄、肠黏膜呈卵石样改变。其中纵行溃疡、肠腔狭窄和卵石征为其主要特征。

(3)阿米巴性结肠炎：好发于右半结肠，内镜下黏膜面上散在分布针尖样溃疡，溃疡间黏膜正常，无炎症反应，随着病情的发展，小溃疡相互融合形成较大的、典型的火山口样溃疡。若病情反复发作，可形成阿米巴肉芽肿，致肠腔狭窄。

(4)慢性结肠炎：病变呈连续性或区域性分布，多见于直肠、乙状结肠，严重者可累及全结肠。内镜下黏膜充血、水肿、血管纹理紊乱，偶见小的炎性息肉。

(八)纤维结肠镜检查的并发症

1.肠壁穿孔　发生率达0.11%～0.26%，多因插入时操作不当，镜端顶破肠壁，及活检钳咬取组织时穿破所致；或者是由于检查过程中注入过量气体，使肠腔内压力过高，加上机械性原因使肠壁破损或原有病变使肠壁变脆弱而造成穿孔。

2.肠道出血　发生率为0～0.07%，多因暴力致黏膜撕裂出血，或大肠原有病变，插入时镜身擦伤病变组织引起。另外活检时如果咬取组织过大、过深，并在血管显露部位时也易引起出血。

3.脾破裂　是非常少见的并发症。主要是由于纤维结肠镜插入过程中，乙状结肠襻不断扩大，通过脾曲后手法解襻时对结肠过度牵拉，超过脾结肠韧带承受的负荷，致脾包膜破裂，使脾实质暴露，极易受损伤破裂引起出血。

4.浆膜撕裂　亦称不完全性穿孔，也是较少见的并发症。主要是由于检查时注入过多空气，使肠壁内压力升高，插镜过程中肠襻不断扩大，肠管过度伸展，肠壁紧张，当其压力超过浆膜所能承受的限度便会发生撕裂。

5.肠扭转、肠套叠　主要是操作时过度扭曲镜身或注气过多，产生乙状结肠的扭转与肠套叠，一般缓慢退镜，可以防止扭转发生。

第三节　大肠X线检查

常用的有腹部透视、钡剂灌肠、瘘道造影摄片及排粪造影。

一、腹部透视

腹透和平片可反映腹部器官的大致形态和结、直肠梗阻或闭锁等急症。

二、钡剂灌肠

主要用于检查大肠病变，如息肉、癌肿、憩室和炎症等。对结肠细微病变，可施行气钡双重对比造影。

三、瘘道造影摄片

主要用于高位复杂性肛瘘和复杂性脓肿切开排脓后观察瘘管走向、脓腔大小及内口位置。

四、排粪造影

排粪造影是通过向患者直肠或结肠注入造影剂（掺和赋形剂的钡剂），对患者“排便”时肛管直肠部位进行动、静态结合观察的检查方法。它能显示肛管直肠部位的功能性及器质性病变，为临床上便秘的诊断、治疗提供依据。该方法首先由Broden应用于小儿巨结肠和直肠脱垂的研究，20世纪70年代后期才逐步应用于临床。

（一）机制

向直肠注入造影剂，观察静坐、提肛、力排、排空后直肠肛管形态及黏膜像变化，借以了解排粪过程中直肠肛管等排便出口处有无功能性及器质性病变。

（二）方法

检查前1天晚泡服番泻叶9～15g，以清除积粪。检查时，先将导管在透视下插入肛门，注入钡液约50mL，使之进入乙状结肠及降结肠远端；拔出导管，向肛门插入注射枪，注入糊状造影剂约500g。嘱患者坐在透X线便桶上，调整高度使左右股骨重合并显示耻骨联合。分别摄取静坐、提肛、力排、排空后直肠侧位片，必要时摄正位片，同时将整个过程录制下来。测量项目有：

1.肛直角　肛管轴线与近似直肠轴线的夹角。

2.肛上距　耻尾线为耻骨联合与尾骨尖的连线，它基本相当于盆底位置。肛上距为肛管、直肠轴线交点至耻尾线的垂直距离。

3.耻骨直肠肌长度　耻骨直肠肌于肛直交界处后方压迹至耻骨的距离。

4.直肠前突深度　前突顶端至开口上下缘连线的垂直距离。

（三）临床意义

排粪造影是诊断出口梗阻型便秘的重要检查方法。几种常见功能性出口梗阻的排粪造影表现如下：

1.耻骨直肠肌失弛缓症　正常排便时，耻骨直肠肌松弛，肛直角变大。该症患者力排时肛直角增大不明显，仍保持90°左右或更小；耻骨直肠肌长度无明显增加，且多出现耻骨直肠肌压迹。

2.耻骨直肠肌肥厚症　肛直角小，肛管变长，排钡很少或不排且出现“搁架征”。该症是指肛管直肠结合部后上方在静坐、力排时，均平直不变或少变，状如搁板。它对耻骨直肠肌肥厚症有重要的诊断价值，同时可作为与耻骨直肠肌失弛缓症的鉴别要点。

3.直肠前膨出　亦称为直肠前突。为直肠壶腹部远端呈囊袋状突向前方（阴道）。该征象可出现于无症状的人群中，故有人认为只有直肠膨出大于3cm才有意义。其实并不尽然，口部巨大且开口向下的重度直肠前膨出也未必造成粪便嵌塞。因此，真正具有临床意义的直肠前膨出必须具备：开口小、纵深、排粪终末钡剂滞留三大特征，并以患者有用手指或其他物品填塞阴道压迫后壁方能排便的病史为重要的参考依据。

4.直肠前壁黏膜脱垂、内套叠　直肠黏膜脱垂是指增粗而松弛的直肠黏膜脱垂于肛管上部，造影时该部呈凹陷状，而直肠肛管结合部的后缘光滑连续。当增粗松弛的直肠黏膜脱垂在直肠内形成大于3cm深的环状套叠时，即为直肠内套叠。

5.盆底及会阴下降　力排时肛上距大于4cm称为异常会阴下降。多数伴随其他异常，如直肠前突、黏膜内脱垂、内套叠等。

第四节 肛门直肠功能检查

一、肛门直肠内压力测定

（一）机制

肛门内、外括约肌是构成肛管压力的解剖学基础。在静息状态下，肛管压力约80%是由内括约肌张力收缩所形成，其余20%由外括约肌张力收缩所形成。在主动收缩肛门括约肌的情况下，肛管压力显著升高，其产生的压力主要由外括约肌收缩所形成。因此，在静息及收缩状态下测定肛管压力，可了解肛门内、外括约肌的功能状态。

（二）检查前准备

患者一般不需特殊准备。检查前1～2h嘱患者自行排粪，以免直肠中有粪便而影响检查。同时，不要进行灌肠、直肠指诊、肛门镜检查，以免干扰括约肌功能及直肠黏膜而影响检查结果。检查者应事先调试好仪器，检查时放一些必要的用品，如消毒手套、注射器、液状石蜡、卫生纸、布垫等应放置在方便处，以便随时取用。

（三）检查方法

1.肛管静息压、收缩压以及肛管高压区长度测定　患者取左侧卧位，右髋关节屈曲，将带气囊的测压导管用液状石蜡润滑后，轻轻分开臀缝，将导管缓慢插入肛管，使肛管测压孔进入达6cm，采用拉出测定法，每隔1cm分别测定各点压力。肛管静息压为安静状态下肛管内各点压力，肛管收缩压为尽力收缩肛门时肛管内各点压力。静息状态下肛管直肠测定的各点压力，与邻近数值相比，压力增加达50%以上的区域称为肛管高压区，其长度即为肛管高压区长度。

2.直肠肛管抑制反射　向连接气囊的导管快速注入空气50～60mL，出现短暂的压力升高后，肛管压力明显下降，呈陡峭状，然后缓慢回升至原来水平，出现上述变化即为直肠肛管抑制反射存在。

3.直肠感觉容量、最大容量及直肠顺应性测定　向气囊缓慢注入生理盐水，当患者直肠内出现有异样感觉时，注入的液体量即为直肠感觉容量(Vs)，同时记录此时直肠内压(P_1)。继续向气囊内缓慢注入液体，当患者出现便意急迫，不能耐受时，注入的液体量即为直肠最大容量(V_{max})，同样记录此时的直肠内压(P_2)。直肠顺应性是指在单位压力作用下直肠顺应扩张的能力，故直肠顺应性(C)可按以下公式计算：直肠顺应性(C)＝直肠最大耐受容量(V_{max})/最大耐受容量时直肠压力(P_2)。

由于目前国际上尚缺乏统一与公认的肛管直肠测压方法，故不同医疗单位的参考值有所不同。同时还应根据患者具体情况综合分析，不能孤立地根据数值进行判断。

（四）临床意义

肛门失禁患者肛管静息压及收缩压显著下降，肛管高压区长度变短或消失；直肠肛管周围有刺激性病变，如肛裂、括约肌间脓肿等，可引起肛管静息压升高；先天性巨结肠患者直肠肛管抑制反射消失，直肠脱垂患者直肠肛管抑制反射可缺乏或迟钝；巨直肠患者直肠感觉容量、最大容量降低而直肠顺应性增加；直肠炎症性疾病、放射治疗后的组织纤维化均可引起直肠顺应性下降；肛管直肠测压还可以为手术前后肛管直肠括约肌功能评价提供客观指标。如肛裂患者术前行肛管测压检查，对静息压明显升高者行内括约肌切断术，可取得较好疗效，否则效果不佳；对肛门失禁行括约肌修补或成形术患者，于手术前后做肛管测压检查，可观察术后肛管压力回升及高压区恢复情况，为临床疗效判断提供客观依据。

二、肠道运输功能检查

肠道运输功能检查主要是向胃肠道中投入标志物，通过观察标志物在胃肠道中的代谢、运行和分布情况，来推测胃肠道内容物的运行速度，从而借以判断消化道的转运功能。

测定结肠运输功能的方法主要有不透光标志物追踪法及放射性核素闪烁扫描法。前者以其简单、安全、无创、无需特殊设备等优点，在临床上得到广泛应用。而放射性核素闪烁扫描法，因需特殊设备、患者暴露于核素等因素，使应用受到一定限制。现就不透光标记物追踪法作一介绍。

（一）机制

正常成人结肠顺行推进速度约为 8cm/h，逆行推进速度约为 3cm/h，每小时净推进距离约 5cm。结肠推进速度可受诸多因素影响，例如进餐后顺行推进速度可提高到 140cm/h，但逆行推进速度不变；肌注某些拟副交感药物后，净推进速度可提高到 20cm/h；而一些便秘患者，其净推进速度可慢至 1cm/h。不透光标志物追踪法就是通过口服不透 X 线的标志物，使其混合于肠内容物中，在比较接近生理的前提下，摄片观察结肠的运动情况。尽管结肠运输时间反映的是结肠壁神经肌肉的功能状态，但是一次口服 20 粒不透光标志物后，20 粒不是同时到达盲肠，标志物在结肠内的运动不是以集团式推进，这是由于标志物由口到达盲肠的运行时间受进餐时间、食物成分、胃排空功能及小肠运输功能等因素影响。因此，该方法只能了解结肠运动总体轮廓，不能完全反映结肠各段的功能状态。为保证结果的准确可靠，标志物不能过重，应与食糜或粪便比重相似，且显示清晰、不吸收、无毒、无刺激。目前国内外已有商品化标志物供应。

（二）方法

从检查前3天起，停止服用一切可能影响消化道功能的药物及按一定标准给予饮食（每日含14g左右纤维），保持正常生活习惯不作特殊改变。因检查期间不能使用泻药，也不能灌肠，对于那些已有多日未能排便，估计难以继续坚持完成检查者，待其排便后再按要求进行准备。因黄体期肠道转运变慢，故育龄妇女作此项检查时，应避开黄体期。检查日早餐后，吞服装有20个不透X线标志物胶囊。于服标志物后24h、48h、72h之后每日1张，摄腹部平片，直至标志物全部排出，一般5～7d内排尽。读片方法：从胸椎棘突至第5腰椎棘突作连线，再从第5腰椎棘突向骨盆出口两侧作切线，将大肠分为右侧结肠区、左侧结肠区、直肠乙状结肠区。通过这3个区域来描述标志物位置。标志物影易与脊柱、髂骨重叠，须仔细寻找。有时结肠肝曲、脾曲位置较高，未能全部显示在X线片上，应予注意。

（三）正常参考值

正常成人在口服标志物后，8h内所有标志物即可进入右半结肠，然后标志物可储留于右半结肠达38h，左半结肠37h，直肠和乙状结肠34h。结肠运输试验的正常参考值是：口服标志物后第5d至少排出标志物的80%（16粒），第7d全部排出。

（四）临床意义

肠道运输功能检查是目前诊断结肠无力型便秘的重要方法。可以区别结肠慢运输型与出口梗阻型便秘。除标志物肠道通过时间延长外，根据标志物分布特点可将便秘分为4型：①结肠慢运输型，标志物弥漫性分布于全结肠；②出口梗阻型，标志物聚集在直肠乙状结肠交界处，此型较多见，常见于巨结肠、直肠感觉功能下降及盆底失弛缓综合征患者；③左侧结肠缓慢型，标志物聚集在左侧结肠及直肠乙状结肠区，可能为左结肠推进无力或继发于出口梗阻；④右侧结肠缓慢型，标志物主要聚集于右结肠，此型少见。

三、盆底肌电图检查

肌电图是通过检测肌肉自发或诱发的生物电活动，借以了解神经、肌肉系统功能的一种方法。1930年Beck首先记录了狗和人的肛门括约肌电活动。Floyd和Walls于1953年首次将肛门括约肌肌电图应用于临床诊断。肌电图技术对于研究和诊断盆底的神经肌肉病变十分重要，它可以精确反映盆底肌的功能活动，尤其是运动中的功能活动情况，清楚地显示有些在形态学检查中无法发现的异常表现，如耻骨直肠肌失弛缓症的反常电活动。对一些先天性或创伤性盆底肌肉缺损，肌电图检查有重要的诊断价值。盆底肌电图另一重要的用途是检查盆底肌支配神经受损情况，如通过诱发肌电图检查运动潜伏期的长短，来诊断是否有神经损害，盆底肌电图检查已成为肛肠动力学研究必不可少的重要手段。

肛肠疾病常用检查方法，还包括实验室检查，如三大常规及生化检查，手术患者常规加做出凝血时间，乙肝二对半及心电图、胸片。考虑为大肠肿瘤、息肉、类癌，炎症性肠病，阿米巴肠病，结核性肛瘘，肛瘘癌变，肛门尖锐湿疣等患者应于术前、术后或在内镜下钳取组织进行病理组织检查，有些疾病还需做细胞免疫功能检查、肿瘤免疫学检查及梅毒、艾滋病抗体检查。

第三章　肛肠疾病的病因病机与辨证施治

第一节　病因病机

肛肠疾病的发病原因较多，总的说来有内因、外因之分。在临床上，一般都是综合各种因素而成其病。凡人体情志、起居、饮食、劳逸等失节而产生脏腑、气血虚损或失调而引起者，皆为内因。而外因则以风、湿、燥、热四邪尤为突出，正如《医宗金鉴》所说："痔疮形名亦多般，不外风湿燥热源。"但是，外因必须通过内因而起作用。《黄帝内经》云："正气存内，邪不可干；邪之所凑，其气必虚。"说明各种外邪作用于人体导致疾病，同其内部脏腑气血不足、阴阳失调等是分不开的。内因是病变的根据，外因是病变的条件。

一、外因

在肛肠疾病的致病因素中，外因以风、湿、燥、热四邪致病尤为突出。它们各自的作用机制也不尽相同，正如《外科大成》所指出的那样："肿者湿也，痛者火也，痒者风也，闭结者燥也。"但临床上，也有四者杂至而成的，《古今医鉴》云："夫痔瘘者，肛门边内外有痔也……由风、热、湿、燥合而致之。"《黄帝内经》云："少阴之复，懊热内作……病痱疹疮疡痛疽痤痔。"

1.风　风为阳邪，为六淫之首，四时皆能伤人，故有"风为百病之长"的说法。风邪侵伤人体的途径有二：一是风邪从口鼻而入，首先犯肺，风为阳邪，善行而数变，易伤阴液，肺与大肠相表里，风邪移热于大肠，则易便秘肠燥，成为肛肠疾病的致病因素。如痔、肛裂的发生与此关系密切。风又有内外之分，外则太阳风邪，传入阳明，挟热而下；内则厥阴肝木，虚热生风，风盛而下血。正如《血证论》说："……夫肠居下部，风从何袭之哉，所以有风者，外则太阳风邪传入阳明，挟热而下血，内则厥阴肝木，虚热生风，风气煽动而血下，风为阳邪，久则变火。"《素问・风论》中说："久风入中，则为肠风飧泄。"《症治要诀》说："血清色鲜者，为肠风。"《见闻录》说："纯下血清者，风也。"这些都说明风邪可引起下血。临床凡是风邪所致的下血，其色鲜红，点滴而下，或呈喷射状，且时发时止。二是风邪经肌表而入，留于皮毛与肌肉腠理之间，邪正相争，郁而化热，腐肉酿脓而成痈，肛痈溃后久不收口，则成肛瘘。如肛外皮肤破损复染风毒，可发为破伤风。风邪挟湿浸淫肛周肌肤，导致营卫不和，则可出现肛门瘙痒，滋水淋漓。

2.燥 燥为秋之主气，燥邪伤人，最易伤津耗液，临床多表现为口鼻干燥，咽干口渴，大便干燥甚或秘结，肛门皮肤裂开等。故《医宗金鉴》描述肛裂成因时明确指出"肛门围绕褶纹破裂，便结者，火燥也。"燥有内外之分，而引起肛肠疾病者，多为内燥，常因饮食不节，恣饮醇酒，过食辛辣等，以致燥热内结，耗损津液；或素体血虚津乏，都可导致肠道干涸失于濡润，而使大便燥结，难以排出，常使肛门裂伤或擦伤痔核而发生便血。

3.湿 湿为阴邪，重浊黏滞，易碍气机，使经络阻滞。且湿性趋下，易袭阴位，湿邪致病也具有易于伤及人体下部的特点。肛肠疾病，湿邪为患最多见。湿分内外，外湿多因坐卧湿地，久居雾露潮湿之处；内湿多因饮食不节，过食生冷肥甘，损伤脾胃所致。湿与热结，致肛门部气血瘀滞，筋脉横解而发为痔；湿热损伤脉络，则下血色如烟尘；湿热阻于肛门，经络气血凝滞，则易形成肛痈；湿热下注大肠，经脉痹阻，瘀血凝滞发为直肠息肉及肿瘤。同时，肛周皮肤腠理疏松，容易生湿，而肛肠疾病自身易滋长湿邪也是湿邪导致肛肠疾病增多的原因。正如《医学传心录》所记载："痔病者，湿热之气所主也，如树生菌物，必因湿热而生。"

4.热 《黄帝内经》云："诸痛痒疮，皆属于火。"《普济方》云："心主热，诸痔受病之源。"热为阳邪，易伤津耗气，且易致疮痈。肛肠内热灼盛，均会导致各种痔疾。热乃火之轻，火乃热之极。热积肠道，耗伤津液，致肠内干涩，无以润滑而致热结肠燥，大便秘结不通，久而气血不畅，经络阻滞，瘀滞不散发而为痔。热盛灼伤肠络，或迫血妄行，致血不循经，下溢而成便血。热与湿结，蕴阻肛门，湿热交织，蕴而发为肛痈。正如《灵枢·痈疽》所述："大热不止，热甚则肉腐，肉腐则为脓。故名曰痈。"许多肛肠疾病的急性期，都表现有火热的证候，如肛门脓肿的急性期，炎性外痔，血栓外痔，肛周化脓性汗腺炎，肛裂引发的感染等。《医宗金鉴·痈疽总论歌》中更清楚，"痈疽原是火毒生"。

5.寒 寒者，冷也，寒邪具有寒冷、凝结的特性，是冬季的主气。寒为阴邪，易伤阳气，使机体失去正常的温煦气化，出现功能减退的寒证。寒邪损伤脾胃，就有脘腹冷痛、呕吐腹泻的反应，若脾胃阳虚，不能温运，功能衰退，则可出现下利清谷或滑脱不禁、肛脱不收等病症。寒性收引凝滞，若阳虚而阴寒偏盛，则如《素问·举痛论》说："寒则气收"，使气血涩滞而不畅不行，产生疼痛症状。临床常见的病程较久的肿块,以阴性为主的,则多为经脉气血受到寒邪凝闭阻滞,“不通则痛”,阳气不振所致。正如《举痛论》:“寒气客于脉外则脉寒,脉寒则缩蜷。缩蜷则脉绌急,绌急则外应小络,故卒然而痛。”

二、内因

由于人的情志或行为不循常度,直接伤及脏腑而发病的致病因素是为内因。内伤病因与外感病因是相对而言的,它包括七情、过劳、过逸、饮食失宜等。

尽管肛肠疾病的发生与外因有一定的关系,但更重要的还是同内部脏腑气血不足或阴阳失调分不开。正如《黄帝内经》所述:“邪之所凑,其气必虚”。《丹溪心法》云:“痔者皆因脏腑本虚,外伤风湿,内蕴热毒……以致气血下坠,结聚肛门,宿滞不散,而冲突为痔也。”导致肛肠疾病的主因主要有气虚、血虚、血瘀、七情内伤、劳逸失当、饮食不节等。

1.气虚　气是构成人体的最基本物质,也是维持人体生命活动的最基本物质,它主要的生理功能是推动、温煦、防御、固摄、气化和营养等。因各种原因导致的气虚不足,中气下陷,可致无以摄纳而引起脱肛和内痔脱出。导致气虚的原因很多,主要有先天不足,小儿脏气不实,老人脏腑功能衰退,妇女产育过多,以及久痢、久泻,色欲伤肾,酒食伤脾,久咳伤肺等。如《素问·通平虚实论》中说:“气虚者,肺虚也。”《疮疡经验全书·痔漏症》中说:“肺与大肠相为表里,故肺脏蕴热则肛闭结,肺脏虚寒则肛脱出,此至当之论。又有妇人产育过多,力尽血枯,气虚下陷,及小儿久痢,皆能使肛门突出。”《医学入门》说:“肛门脱出,非虚而何?劳倦房欲过度,及产育用力,久痢久泻。小儿叫呼耗气,俱有此证。”《疡科心得集》指出:“老人气血已衰,小儿气血未旺,皆脱肛。”同时,气血相依,气为血帅,气行则血行,气虚则血瘀,五脏六腑,四肢百骸失去滋养,从而抗病能力下降,无以抗御,邪气乘虚而入,缠绵不愈。一旦肛门发生痈疽、痔痰等,就会难消、难溃、难敛,病程迁延,气虚无以摄血,血不循常道,则出现便血;气虚无力推动血行,继而可产生血瘀,阻滞经脉,出现静脉曲张、血栓、息肉等肛肠常见疾病。

2.血虚　血是运行于脉中而循环流注全身的富有营养和滋润作用的物质,是构成人体和维持人体生命活动的基本物质之一。《灵枢·决气》说:“中焦受气取汁,变化为赤,是谓血。”血行脉中,有濡养滋润全身脏腑、肌肉、四肢百骸的作用。同时,为全身各脏腑组织器官的功能活动提供营养,是神志活动的主要物质基础,因此,血虚可引起一系列病理改变,其中包括各种肛肠疾病。导致血虚的原因,一是失血过多,新生之血来不及补充,如各种急性或慢性出血病症皆是;或化源不足,如饮食营养摄取不足;或脾胃虚弱,运化无力等。血虚则血运不畅,脉络失其荣养,造成肛肠部血管扩张,血液淤滞,郁积横溢,筋脉横解,冲发为痔。同时,血虚无以摄血易致下血,下血难止又会加重血虚,形成恶性循环。气随血耗,气随血脱,而出现摄纳无力,出现痔核脱出、脱肛等症状。而且津血同源,血虚则津乏,血虚则燥,肠道失于润滑,致大便干结难解,易于擦破痔核而便血,或用力过度而成肛裂,以及肛缘静脉曲张。血虚无以濡养,则生肌迟缓,疮口不易愈合。

3.血瘀　是指血液运行迟缓,流行不畅,甚则血液淤结停滞成积的病理变化。血瘀病变形成的原因,多由于气机郁滞、气虚推动无力,或痰浊阻滞脉道,或寒邪侵入血分,或邪热入血,或因外力扭挫伤及脉络等,局部的血瘀,可以发生于脏腑、经络、形体、官窍等任何部位。《东医宝鉴·血篇》中说:“盖气者,血之帅也。气行则血行,气止则血止,气温则血滑,气寒则血涩。气有一息之不运,则血有一息之不行。”由于久立久坐,或长期负重远行,或是临厕排便用力致络伤血溢脉外等,致气机不畅,血涩不行,故气滞血瘀。气虚则无以统摄血行,致血不行常道,气弱则血行无力,缓而瘀阻,瘀血阻络,或寒凝血脉,致气血不畅,络脉瘀阻,则可发为痔疮,或肛痈,或肠息肉等。肛肠疾病常见的瘀血病证,主要是瘀血阻滞于肛肠局部,表现为肛门疼痛剧烈,局部可见青紫色的瘀块瘀点。血栓性外痔,炎性外痔,静脉曲张性外痔,嵌顿性内痔,均可见到瘀血阻滞的证候。因此,血瘀是导致肛肠疾病的一个重要因素。

4.内伤七情　七情是指人的喜、怒、忧、思、悲、恐、惊七种情志变化,在正常的情况下,七情是人体对客观外界事物和现象所作出的七种不同的情志反映,一般不会使人发病。只有突然、强烈或长期持久的情志刺激,超过人体本身的生理活动的调节范围,引起脏腑气血功能紊乱,才会导致疾病的发生。人的情志活动与脏腑气血有着密切的关系,因为情志活动的物质基础是五脏的精气血。《素问·阴阳应象大论》指出:“人有五脏化五气,以生喜怒悲忧恐。”七情能否导致发病,除七情强度外,还与机体本身的耐受、调节能力有关。不同的情志变化,对内脏有不同的影响,继而产生不同的肛肠疾病。《薛氏医案选·痔漏》指出:“原痔者,贫富男女皆有之。富者,酒色财气;贫者,担轻负重,饥露早行,皆(伤)心肝二血。喜则伤心,怒则伤肝,喜怒无常,风血侵于大肠,到谷道无出路,结积成块,出血生乳,各有形相。”

喜伤心,喜则气缓,使心气涣散不收,耗气伤津,继而产生气滞,无力推动血运而致血瘀,筋脉横解而成痔。

怒伤肝,怒则气上,可使肝的疏泄功能失常,横逆或上冲,日久化火伤阴,致津亏液乏,而肠燥便秘。

思伤脾，思则气结，导致脾气郁结，从而出现纳呆，脘腹胀满，便溏等脾失健运的症状致气血生化之源不足，出现脱肛、痔核脱出等病症。脾失健运，不能化湿，致湿邪停聚，阻滞经络，郁而成积为形，发生痔疾，甚则湿邪郁而化热化火，蕴阻肛门，热盛肉腐而成肛痈。

悲则伤肺，悲则气消，肺气耗伤，肺与大肠相表里，肺气不降，津液不能下达，伤及大肠，致大肠气虚，提升摄纳无力，出现脱肛、内痔脱出、大便干燥秘结等症状，或因传导失职，气机紊乱，而产生便秘、腹泻。

恐则伤肾，恐则气下，可使肾气不固，气泄于下。而大肠的传导作用与肾的气化功能有关。若肾阴不足，可致肠液枯涸而便秘，肾阳虚损时，则气化无权而致阳虚便秘或阳虚泄泻，从而诱发痔疾。

5.劳逸失当　正常的劳动有助于气血流通，增强体质，适当休息可以消除疲劳，恢复体力和脑力，均有利于维持人体正常的生理活动，不会使人发病。但是长时间的过度劳累或过度安逸，则能成为致病因素而致人发病。长期负重远行，或久站、久坐、久蹲可诱发痔疾的产生。中医学有关的论述颇多。《外科正宗》指出："因久坐而血脉不行以及担轻负重，竭力远行，气血纵横，经络交错，以致于气血流注肛门，俱能发痔。"《医宗金鉴》也指出："勤苦劳役，负重远行，以致气血交错而生痔。"《医门补要》说："盖劳碌忍饥，或负重远行。及病后辛苦太早，皆伤元气。气伤则湿聚，湿聚则生热，热性上炎，湿邪下注，渗入大肠而成漏，时流脓水。"《外科启玄》还指出："夫痔者滞也，盖男女皆有之。家贵者因于酒色，贫贱者劳碌饥饱，僧道者食饱而久坐。"以上所述，均说明劳逸失当可使气血耗伤，气血运行不畅，脾胃功能减弱，机体抵抗力下降而产生肛肠疾病，如恣情纵欲，房劳过度，每易耗伤肾精，出现肾阴亏虚之腰膝酸软，眩晕耳鸣、遗精滑浊，月经不调等，还可出现痔疮下血、大便秘结、肛门疼痛等肛肠疾病症状。

6.饮食不节　人体摄取食物，转化成水谷精微及气血，是维持生命活动的最基本条件，但是，饮食不节(失宜)，又常常成为致病因素。饮食不仅要均衡，而且调配要适当，过饥过饱，或饮食习惯不良，恣食膏粱厚味、醇酒、炙煿、辛辣刺激之品，均可导致肛肠疾病的发生。摄纳不足，无以化生气血，致生化之源不足，气血得不到足够的补充，久则气血俱虚而致病，导致腹泻、脱肛、痔疮等肛肠疾病的发生。《素问·生气通天论》说："因而饱食，筋脉横解，肠澼为痔。"过饱不能及时消化，转化为水谷精微，导致脾胃的损伤，导致经脉壅滞不通，经络阻塞；气机不畅，久而扩张成痔。《东医宝鉴》指出："盖饱食则脾不能运，食积停聚大肠，脾土一虚，肺金失养，则肝木寡畏，风邪乘虚下注，轻则肠风下血，重则发为痔瘘。"

饮食有五味，五味与五脏，各有其亲和性。《素问·至真要大论》“酸先入肝，苦先入心，甘先入脾，辛先入肺，咸先入肾。”如果长期嗜好某种食物就会造成与之相应的内脏功能偏盛，久之则可损伤其他脏腑，破坏五脏的平衡协调，导致疾病的发生。同时，饮食还有寒热温凉之别，偏嗜寒性食物和偏嗜热性食物，与偏嗜五味一样，均可导致疾病的发生，如过食生冷，则易损伤脾阳，寒湿内生，发生腹痛、泄泻等证；若过食膏粱厚味肥甘之品及辛辣刺激之食、醇酒等，则易致湿热痰浊内生，气血瘀滞，经络阻塞，损伤血络，常可发生痔疮下血、肛周酝酿化脓、便秘、肛门疼痛等病症。《疮疡经验全书·痔漏篇》中所说，“脏腑所发，多由饮食不节，醉饱无时，恣食肥腻，胡椒辛辣，炙酒，禽兽异物，任情醉饱，耽色不避，严寒酷暑，或久坐湿地，恣意耽看，久忍大便，遂致阴阳不和，关格壅塞，风热下冲，乃生五痔。”《太平圣惠方》指出：“夫酒痔者，由人饮酒过度，伤于肠胃之所成也。夫酒性酷热，而有大毒，酒毒渍于脏腑使血脉充溢，积热不散，攻壅大肠，故令下血。”

7.禀赋不足　先天发育不全、气血虚弱之患儿，常可发生腹泻、脱肛。另外，中医学的研究和记载表明，痔疾可能还与遗传因素有关。在痔普查中，发现父母患有肛肠疾病的，其子女发病率可高达80%。《疮疡经验全书》说：“人生素不能饮酒亦患痔者，脏虚故也。亦有父子相传者，母血父精而成。”《薛氏医案·保婴摘要》云：“痔疮之症，或因禀受胎毒……或母食炙煿厚味所致。”《外科理例》记载“小儿患痔，母腹中受热也。”这些论述均说明遗传因素在肛肠疾病发病中所起的作用。

第二节　辨证施治

在大肠肛门疾病的治疗上，中医学经历代医家2000多年的大量临床实践，积累了非常丰富的经验，具有确切的疗效。新中国成立以后，广大肛肠医务工作者，在继承发扬中医学遗产的基础上，不断创新探索，结合现代医学的技术，发明创造了许多新的颇具中医特色的治疗方法，为患者带来了福音，丰富了中医学的宝库，为肛肠疾病的治疗增添了新的内容。

辨证论治是中医学的特点和精华，在肛肠科临床治疗中，就是辨病、辨证相结合，运用中医学的理论，进行分析、综合，从而对疾病当前的病位与病因病性等本质作出判断，进行有效的治疗。古今众多的治疗方法，可分为内治法和外治法两大类。内治法就是从整体观念出发，遵循审证求因、辨证施治的原则，进行处方用药，达到治愈疾病的目的。外治法则是与内治法相对而言，临床应用同内治法一样。在常见肛肠疾病的治疗中，外治法占有非常重要的地位。在临床工作中，尤其是在肛肠科的临床治疗上，一般采取内治、外治相结合的方法，进行综合治疗，这样才能提高疗效，缩短疗程，减轻患者的痛苦，这也是肛肠科临床治疗的特色之一。在临床应用中，还需根据患者的体质情况和不同的致病因素，辨别阴阳、表里、寒热、虚实，以及脏腑经络部位，并根据病势进退，确定疾病的性质，制定切实可行的内治和外治法则，这样才能收到明显的疗效。

一、内治法

内治法基本上与内科相同，但其中的透脓、托毒等法，则与内科有显著区别，为肛肠科和外科所独有。内治法一般应用于初期内痔、内痔出血、外痔感染、肛窦炎、直肠脱垂、肛裂、肛门直肠周围脓肿、肛门湿疹、肛门瘙痒及肛肠疾病兼有其他严重疾病（如肿瘤、肝病、肾病、严重的高血压、心脏病等）的患者。其治疗方法，可以归纳为消、托、补三大法则，临床上应根据病情不同而灵活运用。因此，在临床具体运用时，治法又多种多样。我们根据其致病因素，在临床治疗中找出一定规律，在进行治疗时，或一法单独使用，或多法综合使用，灵活机动，从而最大限度地获得满意的疗效。

1.清热凉血　用寒凉的药物，使内蕴之热毒得以清解，适用于因血热妄行、血热肠燥等而致的出血，如各期内痔、直肠息肉、肛肠病术后出血、炎症性大肠病等。症见：便纸带血、滴血或射血、口苦口干、大便结、小便黄、舌红苔黄、脉数，方用凉血地黄汤或槐角丸加减。

2.清热解毒　适用于因感受热毒之邪而致的肛门直肠周围脓肿、内外痔感染、嵌顿性内痔、肛裂感染、肛窦炎急性期等急性炎症患者。症见：局部红肿热痛，全身恶寒发热、汗出，口渴喜冷饮，便秘、尿赤，苔黄燥、脉弦数，方用黄连解毒汤、仙方活命饮、五味消毒饮加减。

3.清热利湿　适用于湿热下注肛门而引起的下焦湿热诸症，如肛门湿疹、肛窦炎、肛瘘、肛门直肠痈疽的实证、炎性外痔等。症见：肛门部皮肤焮红、潮湿、瘙痒、疼痛，肛门坠胀，时有分泌物污染，身软倦怠，食欲不振，口渴不多饮，大便稀溏秽臭，小便涩赤短黄，苔黄腻，脉滑数或濡数，方用龙胆泻肝汤、渗湿汤、二妙丸加减。

4.泻热通腑　适用于实热内结，热结肠燥之便秘。症见：大便干结，腹部胀满，疼痛拒按，面红目赤，口干喜饮，尿短赤，苔黄燥，舌质红绛，脉弦滑数或沉数，方用大承气汤、小承气汤加减。

5.养阴润燥　适用于血虚津乏而引起的便秘、肛门瘙痒等症。症见：大便干结，腹满胀喜按，或虽有便意，但登厕乏力，面色皖白，头晕心慌，神疲乏力，舌质淡或红而少苔，脉细无力，方用增液汤、五仁汤、润肠汤加减。

6.润肠通便　适用于胃肠燥热之便秘。如肛裂、痔、习惯性便秘、肛肠病术后等。症见：肠胃燥热，口舌干燥，口干欲饮，口臭，心烦，腹胀，或有身热，大便秘结，小便短赤频数，舌红苔微黄，脉滑数等。方用脾约麻仁丸加减。

7.托里透脓　适用于肿疡已成，正气渐虚，热毒不得外泄的患者。如肛门直肠周围脓肿、肠痈等。症见：局部肿块平塌，根盘散漫，难溃难腐，或溃后脓水稀少；或腹部膨胀，大便次数增多，似痢不爽，小便淋沥不尽，伴精神不振，面色无华，神疲乏力，舌淡红，苔薄白，脉数无力。方用托里消毒散、透脓散、内补黄芪汤加减。

8.活血化瘀　适用于气血运行失畅，气滞血瘀，经脉瘀阻的患者。如内痔、血栓外痔，肛瘘，肛肠部肿瘤，肛门直肠狭窄及肛肠病术后瘢痕疼痛等。症见：局部肿块、硬索，刺痛、钝痛，色青紫或红，腹痛拒按，便血紫黑，甚至肌肤甲错，舌紫黯或有瘀斑，脉沉涩。方用桃红四物汤、血府逐瘀汤加减。

9.温阳健脾　适用于脾弱阳虚或脾肾阳虚的患者及大肠虚寒之证。如慢性溃疡性结肠炎、克隆病等。症见：慢性腹泻，便下清冷，完谷不化，滑脱不尽，甚至五更泄泻，形寒肢冷，腹满喜按喜温，纳少，神疲，气短懒言，小便清长，舌淡、苔白，脉迟缓，方用四神丸、附子理中汤、真人养脏汤加减。

10.补中益气　适用于小儿、年老体弱或经产妇等气虚下陷诸症。如肠黏膜松弛、肛门松弛、直肠脱垂、晚期内痔、慢性腹泻等。症见：直肠或直肠黏膜、内痔经常于便后或久蹲后脱于肛外，肛门坠胀、潮湿，慢性腹泻，久泻不止，舌淡，苔白，脉细弱无力。方用补中益气汤加减。

11.气血双补　适用于气血不足或久病气血双亏的患者。如内痔出血时间较长导致贫血，肛肠术后大出血，肛门直肠部恶性肿瘤发展迅速，邪毒嚣张，正气虚耗，肛肠疾病中后期，正虚无力祛邪等。症见：面色苍白或萎黄，头晕眼花，心悸失眠，少气懒言，神疲乏力，腰酸肢冷，耳鸣，自汗，食欲不振，舌质淡红，少苔，脉细无力。方用八珍汤、十全大补汤加减。

二、外治法

外治法是运用药物和手术或配合一定的器械等，直接作用于患者体表某部或病变部位，以达到治疗目的的一种治疗方法，是与内治法相对而言的。外治法的运用同内治法，要进行辨证施治。根据疾病不同的发展过程，选用不同的治疗方法，对不同的证候，当用不同的处方。正如《理瀹骈文》说："外治之理，即内治之理，外治之药，即内治之药，所异者法耳，医理药性无二，而法则神奇变幻。"指出外治法与内治法在给药途径上的不同，使药物直接作用于皮肤和黏膜，使之吸收，从而起到治疗作用，这也是外科包括肛肠科所独具的治疗方法。外治法在肛肠科临床治疗中占有十分重要的地位，应用药物或器械直接作用于肛门周围或直肠腔内，以达到治疗肛肠疾病的目的。它不仅能够弥补内治法的不足，增加给药途径，扩大治疗手段，配合内治法以提高临床效果，减轻痛苦，缩短疗程；而且有的肛肠疾病仅用外治方法便可收到疗效，而有的疾病如较严重的肛门直肠周围脓肿及复杂性肛瘘，则非配合外治法不可，这样才能达到治愈的目的。现将几种常用的外治法分类介绍如下。

1.*药物疗法*　根据病情需要，选用相应药物，制成不同的剂型，直接作用于肛门直肠局部，使其直达病所，从而达到治疗的目的。

(1)油膏：将药物和油类煎熬或捣匀成膏的制剂，又称为软膏。用于调制的油类有猪油脂、羊脂、麻油、黄蜡、凡士林等，除药物作用外，还具有柔软、滑润、刺激性小的优点。适用于内痔、外痔、肛裂、混合痔等，特别是痔瘘术后使用尤为相宜，如银灰膏、九华膏、黄连膏、青黛膏、生肌玉红膏、黄柏膏等，具有清热润燥、解毒止痛、利湿消肿、生肌润肤、活血祛腐、去湿止痒、收敛止血等功能。

(2)箍围药：古时称为敷贴，具有箍集围聚，收束疮毒的作用。从而使肿疡消散或邪毒局限，或促其早日成脓和破溃，避免毒邪蔓延，波及周围组织间隙。如溃破后，余肿未消，又可起到消肿及解除余毒的作用，临床应用很普遍。箍围药适用于肛周肿块，因病证有阴、阳之分，药性也有寒凉、温热之分，所以在应用时也当区别使用，将各种不同的药粉、液体调成糊状外敷。一般来说，以醋调制，能散瘀解毒；以酒调制，能加强药力，辛温升散；以葱、姜、蒜汁调制，能辛香散邪；以菊花汁、银花露调制，能清凉解毒；以鸡蛋清、蜂蜜调制，能缓和刺激；以油类调制，能润泽肌肤。如如意金黄散和玉露散，药性寒凉，具有清热、消肿、散瘀、化痰之功效，适用于红肿痛热的一切阳证；回阳玉龙膏，药性温热，具有温经、活血、散寒、化痰之功效，适用于不红不热的一切阴证；冲和膏，药性平和，具有燥湿、祛瘀、解凝、定痛之功效，通用于半阴半阳证；瘢痕膏能解毒、软坚、促进吸收，适用于疮面愈合后瘢痕严重者。

凡肿疡初起，肿块局限而未扩散者，一般宜用消散药。若为阳证，不能用热性药敷贴，以免助长火毒：若为阴证，不能用寒性药敷贴，以免寒凝不化。总之，阳证多用菊花汁、银花露或冷茶汁调制，半阴半阳证多用葱、姜、韭捣汁或用蜂蜜调制，阴证多用醋、酒调敷。目前临床上对阳证及半阴半阳证常以凡士林调制成油膏使用。

(3)掺药：古称散剂，现称为粉剂，是将各种不同的药物研成粉末，根据制方规律，并按其不同的作用，配任成外用药，称为掺药。掺药的种类很多，在肛肠科的应用也较为广泛。不论肛门周围脓肿、溃疡、瘘管、内外痔术后及肛门皮肤病，凡需要腐蚀、消散、平胬、提脓、拔毒、生肌、止血、收口等都可使用，但由于疾病的性质和阶段的不同，故应用时根据具体情况进行选择。它可掺布于膏药、油膏上，或直接掺布于疮面上，或黏附在纸捻上再插入疮口内，或将药粉扑于病变部，以达到消肿散痛、提脓祛腐、腐蚀平胬、生肌收口、定痛止血、收涩止痒、清热解毒等目的。常用的有银灰粉、九华粉、青黛散、白降丹、三品一条枪、红升丹、云南白药等。

2.*手术疗法* 手术疗法是目前肛肠科最常用的重要治疗方法。当经内服、外用药物等治疗效果不佳时，则可考虑用手术的方法进行治疗。手术方法因病而异，多种多样。中医学在几千年的经验积累中，形成了一整套有效的，有着鲜明中医特色的手术方法，通过不断的继承和发扬，日臻完善，在临床应用中，取得了很好的效果。常用的有开刀法、结扎法、挂线法、注射法等。

(1)开刀法：开刀法就是用刀或剪进行切除或切开的治疗方法，常用于外痔、混合痔、肛裂、肛瘘的切除和肛门直肠周围脓肿的切开引流等。临床上根据病种不同，其具体手术操作亦有所区别。

如脓肿的切开，能使脓液排出，使毒随脓泄、肿消痛止，并逐渐愈合。如不及时手术切开排脓，则脓毒内蓄，侵蚀好肉，寻隙走散，形成新的脓肿。甚则脓毒内陷，毒不外泄，反陷于里，内传脏腑，危及生命。在脓肿切开之前，还需注意正确掌握切开排脓的有利时机，首先辨明患处脓肿是否成熟，避免过早切开，同时还需注意切口的位置、方向，切开的深浅、大小等。再如对多颗外痔、环状混合痔、多发性肛瘘等，需做多处切口时，切口与切口之间应保留足够的皮肤桥和黏膜桥，以免术后伤口愈合时形成的瘢痕造成肛门狭窄。外痔的切口，切口上端不宜超过齿状线，以免术后发生大出血。还需在手术过程中注意保护括约肌，要考虑到损伤括约肌后的肛门功能问题。

(2)结扎法：又叫系痔法、缠扎法，是肛肠科治疗痔疮的古老而有效的方法之一，目前仍然在临床上广泛使用。该法始于我国宋代，如《太平圣惠方》就有"用蜘蛛丝，缠系痔鼠乳头，不觉自落"的记载，现在临床常用的有丝线结扎法、血管钳套扎法和套扎器套扎法等，尽管具体操作方法不同，但究其机制都是一致的，通过结扎病变组织的基底部，利用丝线或乳胶圈的弹力，促使患部经络阻塞，气血不通，使病变组织逐渐缺血、坏死、脱落，再经创面修复达到治愈的目的。该法适用于内痔、直肠息肉、肛乳头肥大等。使用该法时，需注意结扎要牢靠，不能松动，否则会坏死脱落。另一方面，需注意不能过多扎住皮肤，以免疼痛剧烈，患者难以忍受。较大的内痔和息肉,可用缝线贯穿其根部,再行 8 字形结扎,两线交叉扎紧。

(3)挂线法:挂线法一般采用药线、丝线或橡皮筋为治疗工具,主要用于高位肛瘘或高位瘘管性脓肿一次性切开引流者,亦可用于肛管直肠狭窄、肛裂等的治疗。其治疗原理是通过丝线的紧缩力或橡皮筋的弹力所产生的机械性切割作用,促使气血阻绝.经络阻塞,肌肉坏死,慢慢地切开病变组织,而达到治疗目的。这种方法操作简便、安全、引流通畅,使组织呈渐进性坏死,容易修复,不会影响肛门功能。

如高位肛瘘或高位瘘管性脓肿患者,由于丝线或橡皮筋的异物刺激作用,可引起括约肌周围的炎症反应,致局部纤维化,使断端与周围组织粘连固定;还因挂线慢性切开的同时,组织边分离、边修复、边粘连,使括约肌分离的断离距离减小,不会因括约肌的突然切断分离,而造成弹性消失,发生肛门失禁。此外,由于挂线的持续引流,使创口引流通畅,肉芽生长迅速、正常,有利于创口的愈合。

(4)注射法:注射疗法是目前国内应用最普遍的中西医结合疗法,该法操作简便,有一定的治疗效果,适用于各期内痔、直肠脱垂等。注射的药物种类繁多,根据药物性能及对组织作用的不同,一般分为硬化剂和坏死剂两类。

①坏死剂:这种注射剂是在传统的枯痔散、枯痔钉的基础上研制成功的。其治疗原理是将坏死剂注入内痔黏膜下层内,使痔血管产生栓塞,从而阻断血流,痔核发生坏死脱落,再经坐浴、换药等使创面修复而达治疗目的。如新六号枯痔注射液、枯脱油、痔全息等。

②硬化剂:这种注射剂临床运用较为普遍,该药注入后,可使局部产生无菌性炎症,纤维组织增生,痔血管内栓塞等,通过组织的纤维化作用使其硬化萎缩达到治疗目的,如消痔灵、6%～8%明矾注射液、复方明矾注射液、复方诃子注射液等。

在采用注射疗法治疗肛肠疾病时,一定要掌握它的适应证,注射药物的剂量、进针的深度、注射的部位等均要严格掌握,以免造成注射不当而引起的肛管狭窄、黏膜坏死出血、痔核萎缩不全等。

3.其他疗法

(1)熏洗法:熏洗法是肛肠科常用的、不可缺少的一种治疗方法,即用中草药煎熬成汤,趁热在肛门部进行熏洗,或先熏后洗,或先熏后坐浴,或直接坐浴。由于热力和药力的作用,引起患处血管扩张,促进局部血液和淋巴循环,使经络疏通、气血流畅、水肿消退、炎症吸收、疼痛缓解或消失,最终达到治疗目的。在肛肠科的临床治疗中,该法应用十分广泛。如混合痔、内痔嵌顿、肛裂、炎性外痔、血栓外痔、肛周脓肿、肛瘘、肛门湿疹等肛门疾病,经常坐浴能明显缓解症状,减轻痛苦。肛门直肠疾病尤其是痔瘘术后患者,该法的使用更也是必不可少,它可有效地清洁创口,使毒邪排除，利于肉芽生长。熏洗法具有疏通腠理、流畅气血、软坚散结、活血消肿、止痛止血、除湿收敛、杀虫止痒等作用，常用方剂有五倍子汤、苦参汤、止痛如神汤、祛毒汤、痔瘘熏洗方等。

(2)灌肠法：是指通过器械或仪器将一定容量的液体（药液）从肛门灌入大肠内，适用于便秘、术前或检查前肠道准备、肛窦炎、痔出血、炎症性大肠疾病、直肠肿瘤等。根据治疗目的的不同，可分为通便灌肠和保留灌肠两种。

①通便灌肠：将灌肠剂注入大肠内，使积存于大肠内的粪便排出体外。我国古代就有此方面的记载，如唐朝《古今录验》记载："以水三升，煎盐三合，使沸，适寒温，以竹筒灌下部，立通也。"目前常用的灌肠剂有：0.1%～0.2%的软皂水，0.9%生理盐水，甘油，各种中药煎剂等。

②保留灌肠：是一种肠道给药法，选用适当的药物灌入大肠，通过药物对局部病灶的作用，或通过肠道对药物的吸收而达到治疗目的。具有清热解毒、收敛止血、消肿收湿等作用。常用药物有：0.5%明矾水、10%黄柏水、锡类散等。

(3)塞纳法：将药物制成栓剂，纳入患者肛内，然后逐渐溶化，其药效由肠道吸收或直接作用于肠壁创面而达到治疗的目的。一般用于内痔、混合痔、肛裂、肛窦炎及痔疾术后的常规换药，具有消炎、止痛、止血的作用。目前临床常用的栓剂有马应龙麝香痔疮栓、化痔栓、痔疮宁栓、九华痔疮栓、太宁栓等。

(4)肛管扩张法：用手指或借助器械如肛门镜等，伸入肛内，持续扩张，以解除肛门内括约肌的过度痉挛，降低肛内压力，改善肛门局部血液循环，对于一、二期肛裂，内痔，肛管轻度狭窄等，有一定的治疗效果。一般每周扩肛 2 次，每次 5～10min，先两指，后四指，缓慢扩肛。

(5)灸疗法：针灸疗法在肛肠科的应用具有悠久的历史，《针灸甲乙经》曾有"痔痛，攒竹主之；痔，会阴主之"的记载。针灸有疏通经络、调理气血、平调阴阳的功效，能达到止血、镇痛、消炎、解痉的目的，可缓解肛门括约肌的痉挛，改善局部血液循环，主要用于内痔出血、脱肛、肛裂、便秘、腹泻、肛肠疾病术后疼痛及尿潴留等。临床使用时，根据不同的病症，可采用体针、耳针、耳穴埋籽、穴位贴敷、灸或封闭等。常用穴有：长强、白环俞、承山，二白、大肠俞、百会、关元、气海、足三里等。

4.新技术应用　随着科学技术的发展，近年来，许多新的发明，新的仪器诊疗设备也进入了肛肠科临床，给医务人员的临床诊疗提供了新的途径和方法。

(1)激光疗法：目前多用于治疗肛肠疾病的激光有二氧化碳激光、氦氖激光等。二氧化碳激光临床主要用于痔、瘘、肛裂、肛窦炎、肛乳头肥大、肛门尖锐湿疣手术治疗。氦氖激光（低功率）照射患处，可起到消炎、预防感染、促进血液循环和促进伤口愈合的作用。适用于肛门湿疹、炎性外痔、肛门瘙痒和伤口愈合缓慢的患者。

(2)吻合器环形痔切除术:该手术方法是用特别的吻合器在脱垂内痔的上方近内痔上缘处环形切除直肠下端肠壁的黏膜和黏膜下层组织,并在切除的同时对远近端黏膜进行吻合,使脱垂的内痔及黏膜被向上悬吊和牵拉,从而脱垂症状消失,同时由于位于黏膜下层来自直肠上动脉供给痔的动脉被切断,术后使痔核血供减少,逐渐变小而消失。该手术方法的主要适应证为Ⅲ度和Ⅳ度环形内痔。

(3)理疗法:是以“痔疮治疗机”为代表的利用电磁、电热和红外线辐射等,治疗多种肛门部疾病。具有消炎、消肿、止血、止痛、止痒、促进伤口愈合等特点。为临床常用的治疗手段。

第四章 肛 瘘

第一节 病因

关于肛瘘发病原因的学说很多，到目前为止都不能充分解释肛瘘的发病原因。现就常见病因介绍如下。

一、中医学对肛瘘病因的认识

中医学认为，肛瘘的形成与下列因素相关。

1.外感毒邪　中医认为，外感风、寒、湿、热、燥、火诸邪都能引起肛瘘。早在公元前403年～公元前221年成书的《素问·生气通天论》中说："……营气不从，逆于肉里，乃生肿毒"，又说"寒气从之，乃生大瘘，陷脉为瘘，留连肉腠"，这说明了肛瘘发生经久不愈的原因。《河间六书》中刘河间写道："盖以风热不散、谷气流溢、传于下部，故令肛门肿满，结如梅李核，甚至乃变为瘘也。"《疮疡经验全书》中窦杰说："……坐马痈，此毒痈发肾经，虚毒热发，毒伤于内，大肠之经，并聚成毒，发为痤疮"。李时珍在《本草纲目》中则认为"瘘属虚与湿热"。朱震亨在《丹溪心法》中说："大抵外伤四气，内伤七情，与夫饮食乖常，染融蠢动，含精之毒，未有不变为瘘疮、穿孔一深，脓汁不尽，得冷而风邪并之，于是涓涓而成瘘矣。"上述这些精辟之论足以说明瘘的发生与风、寒、湿、热、燥、火有密切关系。

2.痔久成瘘　中医学认为，痔经久不愈，破溃后可转变为肛瘘。明·虞抟《医学正传》中有："……痔核已破谓之痔漏……"。宋·王怀隐《太平圣惠方》中有："……痔瘘者，由痔毒气，结聚肛边，穿穴之后，疮口不合，时有脓血，肠头肿痛，经久不瘥……"。宋·窦汉卿在《疮疡全书》中说："今痔变为五五二十五类，或左或右，或内或外，或状如鼠奶，形如樱桃，或脓或血，或痛或痒，或肿或臀，久而不治，渐成瘘矣"，又说"贯炼痔，穿而贯脓血也"。隋·巢元方的《诸病源候论》中说："诸痔皆由伤风，房室不慎，醉饱合阴阳致劳扰血气，而精脉流溢，渗漏肠间，冲发下部，痔久不瘥，变为瘘也"。金·元时期的李东垣在《兰室秘藏》中说："痔若破，谓之痔瘘”。这些论述可以说明肛瘘是由于“痔经久不瘥，破溃后转变而成”的。

3.饮食、生活、排便习惯不良引发肛瘘　清·林佩琴在《类证治裁》一书中指出：“……精气脱泻，……然阴虚生热，或服饵辛毒，大肠燥秘，及忧恐气结，奔走劳动，致疮孔生管流脓，斯成瘘矣”。同期，赵濂在《医门补要》中指出：“盖劳碌忍饥，或负重远行，及病后辛劳太早，皆伤元气，气伤则湿聚，湿聚则生热，热性上炎，湿邪下注，渗入大肠而成漏”。《备急千金要方》有：“肛门主肺，肺热应肛门，热则闭塞，大行不通，肿缩生疮”。《外科正宗》则认为：“……醇酒厚味，勤劳辛苦，蕴毒流注肛门结成肿块”。

4.局部气血运行不足　明·薛已在《薛氏医案》中指出：“臀，膀胱经部分也。居小腹之后，此阴中之阴，其道远，其位僻，虽太阳多血，气运难及，血亦罕到，中年后尤虑此患。”而在清·余景和《外证医案汇编》中记述有：“肛瘘皆属肝脾肾三阴气血不足，何以肛瘘在三阴者，足三阴任督之脉，皆走前后二阴之间，肺与大肠相表里，肛者肺之使，大肠门户也。……疾奔久坐，筋脉横解，脏腑受伤。经云，脉陷为瘘，气虚湿陷为痔，痔破久漏，……肛瘘滋水淋漓，若不杜渐防微，如一蚁溃堤，沧海漏卮难实。”据这些论述，可以认为肛瘘与生理、解剖相关。

5.痈疽破溃成瘘　唐·孙思邈在《千金翼方》中指出：“一切痈疽，皆是疮瘘根本所患，痈之后脓汁不止，得冷即是鼠瘘”。这与现代肛周感染后形成脓肿，破溃后形成肛瘘认识一致。

从以上论述中可见古人认为肛瘘的原因不外乎外感六淫、内伤七情、饮食不节、禀赋虚弱、久病失养、勤苦劳累，以致阴阳不合，经络壅塞、气血运行不畅，使邪注大肠、毒伤于内，聚毒久郁、郁久化热，热腐成脓，脓穿臀肠，涓涓成瘘。这说明内因是发生肛瘘的基础，外因是发生肛瘘的条件。肛瘘的发病机制，同样符合这一客观规律。

二、西医对肛瘘病因的认识

肛瘘是肛门直肠周围间隙急性化脓性炎性反应的后遗症，其病因繁多，常见因素如下。

1.解剖因素　①肛管、直肠的交界处布有特殊的肛窦、肛腺结构，这些窦、腺相通。肛窦平时口向上，排便时口倒转向下，可排出分泌物以润滑肛管免受擦伤。成形便时便渣不易进入肛窦，稀便时便渣可进入肛窦引起肛窦细菌性炎性反应，炎性反应随肛腺腺管感染扩散，引起肛门直肠周围间隙急性化脓性炎性反应。②自1855年D·Gerota报道了肛门、直肠周围的淋巴组织后，Johnsons又于1914年发现肛腺及导管周围的淋巴样组织，并称之为“肛门扁桃体”。这些对肛周急性炎性反应的扩散有极其重要的意义。③肛门周围皮脂腺、大汗腺丰富而发达，肛周皮肤清洁度差，给细菌的滋生、感染提供了条件。肛周皮肤易于发生擦伤，发生擦伤后细菌更易侵入。④肛管上皮薄，与下方组织紧密相连，肛管上皮血液循环较差，损伤后不易愈合，感染后易沿穿插其间的肌纤维向不同方向扩散。⑤肛门、直肠周围的脂肪组织丰富，这些脂肪组织形成肛门、直肠周围各个间隙，间隙中组织疏松，血液循环差，局部抵抗力低，易感染。⑥肛直角的存在，排便时肛管后方受到很大冲击力，因此肛管后方易损伤。

2.生理因素　随着年龄变化，肛瘘的发生与生理改变有关。①新生儿肛瘘比较多见。②儿童到青春期肛瘘发病率很低。③成人后肛瘘发病曲线呈急骤上升趋势，可能与在多种因素作用下肛门结缔组织纤维断裂，肛缘皮肤变得凹凸不平，易于擦伤及与成人后皮脂腺、大汗腺分泌旺盛有关。上述原因导致皮脂、大汗腺分泌物排出不畅，有利于细菌繁殖，细菌从擦伤创面侵入后发生感染，形成肛瘘。④进入老年期后，肛瘘发病曲线呈明显下降趋势，临床上一般老年性肛瘘病史很长，大多数可追溯到青壮年时期。

从上述情况看，年龄增长与肛瘘发病有着密切关系。新生儿时期发病率出现一高峰，之后发病率下降，出现一低谷，至青壮年时期又出现一高峰后发病曲线则开始呈回落趋势。出现这一现象的原因首先与机体激素代谢水平有关，新生儿与乳幼儿体内雄激素水平较高，其原因有二：一方面雄性激素获自母体，另一方面新生儿副肾分泌雄性激素能力较强，引起皮脂腺发达，分泌旺盛。随着新生儿的发育，这一过性雄性激素代谢旺盛出现生理性下降，肛腺、皮脂腺及汗腺萎缩，肛瘘发病率亦随之下降。青壮年发病率高，老年人发病率低都缘于激素代谢水平变化这一因素。

3.病理因素　主要包括肛门、直肠及邻近组织局部病变和全身性疾病，如肛门、直肠病变肛窦炎、直肠炎、肛周脓肿、肛裂等。全身性疾病如克罗恩病，溃疡性结肠炎，溃疡性直肠炎，结核病，糖尿病，肛管癌，直肠癌，尖锐湿疣，骶、尾部骨髓炎，直肠性憩室炎，第四性病等都可引起肛瘘。临床上将肛门、直肠及邻近组织局部病变引起的肛瘘称为原发性肛瘘，将全身性疾病引起的肛瘘称为继发性肛瘘。

4.物理因素　又称创伤性因素，创伤引起的肛瘘并不少见，多因异物如鱼刺、骨片、枣核、金属丝、铁钉及木刺等造成肛管直肠损伤引起感染而继发肛瘘。

5.生物因素　细菌、病毒和其他微生物感染是肛瘘发病的主要条件，如肠道内、外不存在细菌或病毒，纵有解剖、生理、物理、病理因素存在，也不会引起感染的发生，当然也就不会发生肛瘘。从直肠周围脓肿的脓液中分离出的细菌一般分两类，一类为皮源性细菌，包括化脓性金黄色葡萄球菌、类白喉杆菌等细菌；另一类为肠源性细菌，如链球菌属、类杆菌属、棱状芽孢杆菌属等细菌。一组研究报告中指出，这两类细菌都可以引起肛门周围脓肿，但皮源性细菌引起的脓肿较少继发肛瘘。病毒一般不直接引起肛周脓肿继发肛瘘，但可引起其他疾病进而（如巨大尖锐湿疣）继发成肛瘘。而肠源性细菌引起的脓肿多会继发肛瘘。

6.肛门、直肠、会阴及阴道手术并发症　直肠内各种治疗性注射感染，会阴切开缝合后感染，前列腺、尿道术后感染均可引起肛周脓肿及肛瘘。

第二节　症状

一、中医对肛瘘症状的描述

中医古籍对肛瘘症状有详细描述。早在公元610年，巢元方在《诸病源候论》中记述的肛瘘症状有：“谷道赤痛，肛边肿核痛，发寒热，肛边生鼠乳，时时出脓血。”《普济方》曰：“……肛边肿痛，脓血与肛汁绵绵，而有孔不合。”1281年，窦汉卿在《疮疡经验全书》中记载得更为详细具体，他说：“脏毒者，生于大肠尽处肛门是也……。蓄毒在内，流积为痈，肛门肿痛，大便坚硬则肿痛，其旁生小者如贯珠，大如李核，间寒作热，疼痛难安，热盛则胀，翻凸虚浮，早治早愈，失治溃烂。”又说：“肛门左右，别有一窍出脓血。”以上描述，很似肛瘘急性发作，或雌雄瘘，单瘘形成。《医学入门》中，痔漏有穿肠、穿臀、穿阴者，并指出穿阴者即直肠阴道瘘。《医学入门》还指出，肛门左右别生窍，流出脓血者名为单瘘，此处所描述的单瘘，很似绕肛瘘、雌雄瘘或蹄铁形瘘。而《奇效良方》描绘得更为精彩：“其病有痛有痒，……有破溃者，有不破溃者，至于失治而成瘘者，成瘘而穿臀者，及有穿肠成孔，粪从孔中出者。”不仅如此，中医学还对结核性肛瘘有精辟的论述，《外科正宗》中记述的悬痈即与结核性肛瘘很相似。陈实功说：“夫悬痈者三阴亏损，湿热结聚而成，此穴在于谷道之前，阴器之后，又谓海底穴也，初生状如莲子，少痒多痛，日久渐如桃李，赤肿焮痛，欲溃为脓，溃后轻则成漏，重者沥尽气血，变成痨瘵，不起者多矣。”《疡科选粹》中则说：“痔疮绵延不愈，……涓涓流水，如泔而稀。”这些描述很似结核性肛瘘。

二、西医对肛瘘症状的描述

西医认为，肛瘘症状可分为全身症状和局部症状，在急性炎症期除局部症状外，还可伴有明显的全身症状，如恶寒、发热、便秘、乏力等。而处在慢性期和反复发作的患者，则以局部症状为主。

1.疼痛　在一般情况下，局部无明显疼痛感，仅在局部特别是外口处有坠胀、不适感，劳累、行走、久坐、食用刺激性食物后症状加重。如引流不畅、外口封闭、分泌物阻塞、有脓液积存，或内口宽大，粪便或食物残渣进入瘘管又不能排出时，则疼痛加重，排便时疼痛更加明显。内盲瘘时肛门、直肠下部有灼热感，患者仅在排便时感觉疼痛。完全性黏膜下瘘，患者一般无疼痛感觉，仅有下坠及肛门潮湿感。

2.肛门部潮湿、瘙痒、分泌物排出　不断流出或间断流出脓液是肛瘘最常见的主要症状。排出脓液多少，因瘘管的深浅、长度、引流通畅程度、瘘管形成的时间、细菌种类、内口大小及排便情况不同而各异。一般来说，瘘管越长，引流越不畅，瘘管形成时间越短，细菌的毒力越大，内口越大，稀便次数越多时脓性分泌物越多；反之脓性分泌物则少。在脓液较多、稠厚、味臭色黄时一般疼痛较明显，也说明这是新生成的肛瘘。如脓液较少，时有时无，清稀色白似水，且无疼痛，说明瘘管形成时日已久。如脓液时有时无，突然脓液增多，局部疼痛，坠胀加重，说明有急性感染或新瘘管形成。瘘管的外口可暂时闭合，停止流脓，但时日不久则体温上升，局部肿痛，直至暂时闭合的瘘管外口再次破溃，脓液再度流出后体温才下降，疼痛减轻。完全性肛瘘患者在排便用力时常有粪便或气体自外口排出，这说明内口较大，瘘管引流通畅。结核性肛瘘，脓液多稀薄如米泔。内盲瘘，肛门内则流出脓血与黏液。如瘘管与其他器官相贯通，则由其他器官内排出脓液、气体或粪便。直肠阴道瘘、直肠膀胱瘘则自阴道、尿道排出脓液、粪便或气体，或经肛门排出尿液，但这两种病变一般不能按肛瘘处理。

至于肛门及周围潮湿、瘙痒则是脓液外流、刺激肛周皮肤，使皮肤变色、表皮脱落，甚至糜烂渗液所致，表现为湿疹样变。

3.全身症状　表浅肛瘘的患者常无全身症状。在肛瘘早期和较重的复发性肛瘘的患者可出现肛周红肿、针刺样疼痛，全身不同程度的发热、食欲不振、大便秘结等症状。复杂性肛瘘，病程日久，可长达数十年，患者出现消瘦、贫血、肛管变形及排便困难。如出现恶性病变则全身症状更为明显。结核性肛瘘，一般多由其他脏器结核合并发生，全身症状可见潮热、盗汗等结核症状。

三、肛瘘病理变化的表现

西医认为肛瘘的病理变化表现在以下四个方面。

1.内口　当致病菌侵入受损的直肠黏膜、齿状线某处或肛窦时，出现急性炎症、释放出大量毒素，使局部组织出现充血、水肿。如侵入的细菌量少或产生的毒力较小时，细菌被吞噬细胞消灭，充血、水肿等炎症反应消失；反之，吞噬细胞不能消灭侵入的病菌，吞噬细胞中毒、崩解，刺激周围组织使炎症进一步发展，最后形成脓液。这一初起的感染内口，绝大多数发生在肛窦内或邻近组织。由于肛直角的存在，排便时肛管后方受到的冲击力大且恒定，而大的肛窦通常在肛管的后正中线或两侧；由于血管的分布规律是自坐骨直肠窝和肛门部在后正中线及两侧进入直肠，感染常沿血管周围脂肪蔓延，因此，85%的内口在肛管后正中线或两侧；发生在前方者占13%；发生在侧方者仅占2%，且多与直肠性病有关。由于致病原因不同，内口可发生在直肠下段的任何部位，但通常发生在肛门内、外括约肌连接处平面之上。内口的数量一般是一个，有的是两个或多个。如内口在直肠下部，表明瘘管位置高，病变复杂，处理时应倍加注意。如在不同平面有两个或两个以上内口，表示有两个或两个以上瘘管，这些瘘管各有内口与肛管、直肠相连通。一般情况下内口很小，凹陷、圆形、较硬，多可在齿线水平面前、后正中线触及，这种情况多由肠源性细菌感染引起。有时内口较大，形状不规则，这种病变多由结核杆菌感染所致。有时也可见到大而不规则、质地硬的内口，或伴肛门狭窄，或伴直肠内触及硬而不活动的肿块等，多为其他病变（如克罗恩病、直肠癌、肛管癌等）继发肛瘘的内口，这类病变不包括在肛瘘范围之内。

2.瘘管　当毒力强大的致病菌侵入伤口或肛窦，形成脓肿之后，往往向直肠、肛周间隙蔓延，或进入组织，穿入器官，穿破皮肤。因有内口存在，肠腔内的分泌物、粪水时流而下，致使病变经久不愈，最后形成瘘管，这种瘘管称为原发性瘘管，又称主管。

肛瘘的瘘管是两个感染间隙之间的或感染灶与肠黏膜、皮肤之间的病理性通道。这种通道可有不同的形态，有的笔直，有的弯曲，有的有一个内口，一个外口，也有的一个内口，两个或两个以上外口。这就形成瘘管多少数目不定的临床表现。有的脓肿破溃后，由于感染范围和引流通畅程度的影响，出现只有一端通向肠腔或只有一端通向体外的盲腔，这种形态的病变临床上称为窦道（盲瘘）而不称瘘管，前者称为内盲瘘，后者称为外盲瘘，不能混淆。上面谈到瘘管可直可弯，可多可少，似无规律，实际上还是有规律的。瘘管向上可侵入骨盆直肠间隙，向下可在括约肌不同水平、不同深度间穿行，向后可侵入直肠、肛管后间隙或臀部，向前可至直肠膀胱间隙、会阴和股部，或由一侧病变绕过肛管到对侧形成马蹄铁形瘘。这些瘘管有的扩张、有的狭窄、有的平直、有的转弯急促成锐角走向，总结其规律，瘘管的发展，大多在内外括约肌间蔓延。另一部分则穿过外括约肌到坐骨直肠窝内，有的向上发展绕过肛管直肠环上方。肛瘘的蔓延与淋巴引流有关，肛门周围的淋巴流至腹股沟淋巴结，所以肛瘘前侧感染形成肛瘘后瘘管外口多在肛门前方同侧，瘘管一般短而直。肛管后侧感染形成的肛瘘，多沿肛缘弯曲向前，因此外口多在肛管两侧或肛管中心水平线之前，甚至可远到会阴或肌内侧。但因齿线上、下方淋巴相交通，所以肛管下部的感染又可向上方蔓延。了解瘘管的分布规律，瘘管与内外括约肌及与肛管直肠环的关系，对手术治疗极为重要，如术前未查清瘘管的走向及未了解肛管与括约肌的关系，手术时会引起严重不良后果。

3.支管　当肛瘘形成之后，由于弯曲、成角、狭窄及瘘管漫长等多种因素的影响，可造成瘘管内脓性分泌物引流不畅，瘘管在周围形成新的脓肿，脓肿溃破后与瘘管之间形成交通或穿破皮肤形成新的外口。这种脓肿溃破后与瘘管之间形成的交通通道叫做支管。这种感染可多次发生，所以支管可有许多。在一般情况下，主管多在肛门内外括约肌之间，而支管是由次级感染造成，所以一般都向较远的方向穿行，上可达骨盆直肠间隙，下可至臀部及股内、外侧；向内可穿入直肠，向外可穿过坐骨直肠间隙或蔓延到对侧。因为支管为次级感染化脓，穿行蔓延较远，支管的临床意义十分重要，手术时要细心寻找，彻底治疗，不能遗漏，否则术后伤口不愈或术后肛瘘复发。

4.外口　肛门、直肠周围脓肿破溃或切开引流造成的创口，因某些原因未彻底根治，所留下的创口称外口。临床上称首次破溃或切开的伤口为原发外口，是主管的开口，再次生成脓肿破溃或切开的伤口称继发外口。外口均在皮肤上，有的靠近肛门，有的远在臀部或股内侧。外口可以单发，也可多达数个。但大部分距肛缘3～5cm。外口的形态各异，可与皮肤等平、凹陷、突起。外口可较清洁呈半封闭或封闭状态，也可有较多分泌物并陷落在肉芽组织中。外口大小不等，可呈圆形，也可不规则。根据外口情况，可推测瘘管的类型：如外口小而圆、分泌物不多、距肛缘3cm以内，一般提示瘘管表浅，平直无支管；如外口陷在肉芽组织中，伴有炎性分泌物，提示瘘管部位较深，可能是坐骨直肠窝、骨盆直肠窝或穿越肛管直肠环的肛瘘，这类肛瘘多有支管存在；外口周围皮肤晦黯、紫红，多为结核性肛瘘。外口距肛缘1cm左右，瘘管与肛管平行者，多提示为括约肌肌间瘘。所以了解外口的情况对判断瘘管的类型，指导手术治疗有很大帮助。

从肛瘘的发病及病理过程可知，内口是致病菌感染的入口，是原发病灶。因此，每条瘘管都应有内口。瘘管经久不愈或治疗后复发是由于感染源——病灶内口未被清除的结果。

从镜下观察，瘘管的管壁组织为纤维结缔组织，内层细胞退行性变，毛细血管很多，多为肉芽组织，与慢性溃疡相似。从组织学角度看，瘘管也缺乏自行愈合的条件。

第三节　诊断与鉴别诊断

肛瘘的诊断一般并不困难，但在某些情况下要准确无误地做出诊断并找到内口并非易事。

一、诊断

只要在肛门周围发生过脓肿、自行破溃或手术切开后伤口长时间不愈，时流脓水，即应想到肛瘘存在的可能性。如前所述，肛瘘都有外口，外口可在肛门周围、会阴部、股内侧（大腿内侧根部）或臀部任何部位。外口通常表现为等平、凹陷或突起、大小不等、内有或无肉芽组织、分泌物多少不等，压迫时常有脓液流出。外口周围皮肤因脓液刺激常有表皮脱落，因局部营养不良、炎性刺激，口内常有多少不等的肉芽组织增生，如为结核性肛瘘，外口多大而不规则，外口皮缘下常有潜行。表浅的瘘管在皮下常触及索条状物由外口向肛内延伸，压迫、按摩多有酸胀感或有脓液流出。深部或高位复杂性肛瘘如为单一外口，外口与肛门之间可触及短而硬的条索状物，随后条索不明，代之多是硬性肿块，压迫时酸胀感明显；如为多发外口，则无条索状物，只在肛门周围触及融合成大小不等的瘢痕性硬块。肛门指诊时，多在肛管后方及两侧、肛管直肠环水平或齿状线区触及硬块，指压时有轻度疼痛或酸胀感。有时在坐骨直肠窝内也可触及较大硬性肿物，伴有压痛或流脓。直肠壁内也可触及硬性条索。肛瘘不一定都有明显的外口，如完全性内瘘（或称完全性黏膜下瘘）即无皮肤外口，但仍具有流脓、疼痛、肛门瘙痒甚至全身不适等临床表现。内盲瘘多在排便时疼痛，并常在排便时有脓液自肛门内排出，如触诊或经肛门镜视诊，往往可触及或看到在肠壁内的发硬的管壁及内瘘的开口。内口多在齿状线水平或直肠下段，且多数在后正中线及两侧。典型的表现为一小而硬、中心凹陷的结节。但有的可以大而不规则，多与特异性病源有关。确诊时可视不同情况采用局部视诊、触诊、探针检查、肛门镜检查等方法。如检查结果仍不理想时可采用色素注射法、超声、造影等方法协助诊断。当病程长且分泌物出现明显变化，外口急骤增大，有消瘦等体征时，应进行病理检查。

确诊为肛瘘后，应尽量查清瘘管的行径和发展的方向，明确是哪种类型的肛瘘，并努力找到内口，但这并不容易。有学者认为无内口的肛瘘很多，其实不然，只要方法得当，认真细心，加上丰富的临床经验，一般都能找到内口。

二、鉴别诊断

1.骶尾部藏毛窦　又称骶尾窦、潜毛窦等，是指距肛门后方8cm左右臀沟上端的窦道。窦道内常有毛发、组织碎片等。据统计，93%的窦道方向指向头部，7%的窦道距肛缘仅4cm并指向尾端，称肛周藏毛窦。骶尾部藏毛窦在组织学上属一种特殊异物肉芽肿病理类型，被覆柱状上皮或鳞状上皮。骶尾部藏毛窦好发于青年人，20～30岁发病者多见，＞40岁者很少发病。统计资料表明，该病男性发病率为1.1%，女性发病率仅为0.11%，且女性发病年龄早，提示与激素水平有关。影响该病发病率的因素有：①个人卫生习惯；②种族差异；③肥胖；④损伤；⑤异物刺激等。但有学者认为此病是胚胎发育异常引起，但是是哪种胚胎组织发育异常，还缺乏一致意见。也有学者认为此病是椎管尾部残件形成的囊肿，若是，病变应与椎管相通，因而在炎性反应时可引起脑膜炎，但临床上却很少有此类病例。还有学者认为是外胚叶内陷引起，如上所述，暂无定论。

在预后方面，骶尾部藏毛窦偶有恶性变报道。

发病过程：最先为肛门后方臀沟正中线处毛囊感染，感染向深层发展到脂肪层后形成脓肿，称藏毛窦脓肿，临床上多数患者首先表现为局部脓肿。

治疗：切开、清除腔内毛发和组织碎片，予以搔刮、引流，大约90%患者在1个月内愈合。如单纯切开引流，约85%患者在10周内愈合，其中40%患者不再出现症状，20%患者复发，40%患者又演变成窦道。开口部位仍在臀沟中线处，有隆起的肉芽组织，皮下可触及硬结，出现疼痛，有分泌物。但出现畏寒、发热、出血等症状者少见。

病灶切除术是治疗骶尾部藏毛窦的有效方法，要点为切除彻底，不留病变组织，可根据病情采用切除后伤口完全缝合、部分缝合或伤口开放等不同形式。

2.骶尾部畸胎瘤　是生长在骶骨前、直肠后的一种先天性肿瘤，又称骶骨前畸胚瘤、骶前皮样囊肿等。该病多见于婴幼儿，也可见于成人，女性多见，男女发病率比例为1∶3。这种肿瘤发生在胚胎第8周，是由外胚层泄殖腔与直肠联合形成肛膜，由残留的肛后肠发育而成。肿瘤内可有3种胚叶发育成的组织，常见的组织有骨骼、牙齿、皮脂腺组织、毛发等。约10%的肿瘤能见到器官、肢体、肠黏膜、肌组织、皮样组织、脑、神经及胶质等。

骶前畸胎瘤体积小时无明显症状，随着瘤体的增大首先影响直肠，使直肠后壁向前移位，可有肛门部或骶尾部不适，局部疼痛。如向下生长，可影响肛管、会阴，患者右坐位时肛门、会阴周围有麻木感。瘤体增大后，可影响排便，产生便意不尽感或排便困难。出现炎症化脓时，肛门内可有脓液流出，出现发冷、发热，肛门、直肠部疼痛、胀满，小便困难等肛周脓肿的表现。畸胎瘤发炎形成脓肿破溃后，随脓液可排出毛发、骨质、齿类等组织。

诊断：大的骶尾部畸胎瘤诊断并不困难，X线片可见骶骨与直肠间有肿块，其内可有散在的钙化阴影及骨质、牙齿等。直肠后壁可向前方移位，尾骨可向后下方变形、变直。小的骶前畸胎瘤可无明显症状，指诊时触及直肠后方肿块，可光滑、分叶、活动或固定。该病如有感染，可形成内瘘，镜检时可见内口。

治疗：骶前畸胎瘤完全切除是此病唯一的治疗方法，并应早期治疗。小的肿瘤可经肛门切除，切开直肠后壁，摘除肿瘤，将直肠后壁予以修补。经肛门在直肠内操作，预防术后感染十分重要。大的骶前畸胎瘤应经骶尾部切除。

骶前畸胎瘤有恶变的危险，恶变率各家报道不一，一般认为恶变率在9%～23%。肿瘤大小不是恶变的依据。术后有的局部无复发，内脏却已有肿瘤转移。只要肿瘤中有一种细胞发生恶变，即可转移到全身。因此，这种病变即使感染成脓肿，或由此形成的脓肿侵入坐骨直肠窝并在肛周和尾骨之间穿破，或在骶尾部形成众多瘘管时也不能按一般脓肿、肛瘘处理，而应进行彻底切除。疑有恶变或证实有恶变者，应按恶性肿瘤进行处理、治疗。

3.肛周化脓性大汗腺炎　肛门周围化脓性大汗腺炎是大汗腺（顶浆腺）的炎性、化脓性病变。大汗腺即顶浆分泌腺，位于真皮深层，开口于皮肤表面，腺口一旦被阻塞，即发生感染，致使腺管破裂，在皮内和皮下组织内反复感染、蔓延，形成许多脓肿、窦道和瘘管。也可从肛门周围蔓延到会阴部、股内侧、腹股沟、骶尾部和臀部，因在皮下形成广泛脓肿，发生多处皮肤外口，形成蜂窝状，颇似宋人窦汉卿所提出的串臀瘘、蜂窝瘘。

肛周化脓性大汗腺炎多发生在身体健康、皮脂腺分泌旺盛的中、青年人。发病初期肛门周围皮肤深层出现小的压痛性硬结，这种小硬结不能和皮肤分离，形如疖肿。因分泌物可通过毛囊排出体外，且大汗腺多开口于毛囊附近，所以又似毛囊炎。高出皮肤、肿胀、疼痛的小红硬性结节可单个、成群出现，或连结成片，及时治疗部分患者症状可以消散。如多数大汗腺严重感染，于皮下可见形成肿胀，破溃或切开后形成网状窦道或多条瘘管。本病可反复发作，排出有臭味的稠厚分泌物，刺激周围皮肤和皮下组织，使之明显增厚变硬，色素沉着，呈黯紫色。如切开窦道，无较大脓腔，瘘管与肛管一般无明显关系，有时虽侵犯肛管，但在肛管内表浅，位于肛门内括约肌浅面。切开起源于肛管周围皮内并进入肛管的瘘管，可见内壁光滑平整，或已上皮化。由上述可见化脓性大汗腺炎虽在皮下形成多条窦道，但很少与肛管、直肠相连通。

肛周化脓性大汗腺炎除上述特征外，多数病例可同时在腋下或其他大汗腺密集分布区发生同样的病变。统计资料表明，肛周化脓性大汗腺炎的患者有72%腋窝一侧、两侧或其他部位同时发病；32%可见肛门周围如会阴、腹股沟等部位的病变。因此，上述症状可资为与肛瘘相鉴别的佐证。

在治疗方面，早期可用芫花洗剂清洗后再用黑布化毒软膏外敷，内服清热解毒之剂，未化脓者一般都能治愈。如已化脓，在皮内、皮下形成广泛瘘道者，则应切开引流或切除病变区，切除时宜开放伤口，保留皮岛，必要时可予植皮。

4.克罗恩病 本病是一种原因不明，非特异性，伴有溃疡坏死的慢性肉芽肿性炎症病变。可侵犯消化道的任何部位，但以回肠至肛门多见。以往认为本病在国内发病率不高，但近年来似有增高趋势。特别是发于肛门、直肠并形成瘘管者，需与肛瘘鉴别，因治疗原则不同，应引起注意。

本病可发生于任何年龄，但发病年龄高峰为15～35岁，以慢性者多见，并与肛周化脓性大汗腺炎可并存。本病在肛门部多见，约占大肠发病率的80%，且感染严重。该病具有如下特点：病变除在肛门形成瘘管、严重感染外，在大肠可呈节段性和跳跃性，肠黏膜有深的纵行性溃疡，肠黏膜隆起呈鹅卵石样，肠壁变厚，肠腔狭窄。而肛瘘虽可反复发作，有的感染严重，但缺乏上述改变。

在治疗方面，克罗恩病的肛门部病变虽多严重，但因是不明原因的全身性疾病的局部表现，所以不能按肛瘘行手术治疗，否则将产生不良后果。

5.骶前脊膜膨出 椎体的腹侧与背侧都可因发育异常引起椎管闭合不全，其形式为一个或多个椎体棘突或椎板缺如。脊膜自闭合不全处疝出后称为脊膜膨出，骶前脊膜膨出就是脊膜骶椎腹侧膨出后进入骶前间隙的一种先天性发育畸形。

小型骶前脊膜膨出的患者多无症状，随着年龄增长多有排便不尽感或便秘，就诊时多在直肠指诊时发现，一般多见于20岁以下女性患者。实际上膨出的内容不尽相同，其中有马尾神经者称脊髓脊膜膨出，无神经组织进入囊腔者称脊膜膨出。膨出与蛛网膜下腔相通时，指诊压迫膨出可使脑脊液压力增高，腹压增加时可引起头痛，便秘、性交、妊娠后期可使头痛加重。如有神经症状可表现为肛门内、外括约肌功能不良，下肢和会阴部麻木及排尿困难。X线拍片可见骶椎腹侧有不同程度的充盈缺损。本病治疗时如膨出囊内含马尾神经，不可行结扎，因结扎后会出现神经压迫症状，抽吸、手术治疗不能经肛门进行，否则可引起脑脊膜炎甚至死亡。因本病治疗多预后不良，切不可在直肠指诊时触及直肠后间隙囊性肿物就诊为脓肿，尤其是同时患有肛瘘者更不可误诊为肛瘘引流不畅引起的“继发性脓肿”而草率治疗。

6.骶骨前瘘 由骶骨与直肠间的脓肿自行溃破后形成的窦性肛瘘。脓肿破溃后脓液自尾骨附近穿出，瘘口常在尾骨尖两侧，多呈对称性，左右各一，常与尾骨尖平齐，三点几乎在一条直线上，尾骨尖在这一直线的中心。探针检查时可由一侧瘘口穿到另一侧。两外口经肛尾韧带深面汇合后向骶前延伸，呈一"Y"字形。因此，由两侧外口探查可各经肛尾韧带一侧而进入同一主管内。瘘管与直肠平行，皮下无支管，外口与肛管之间无组织变硬，这种瘘管一般较深，可顺利探入 8～10cm。

7.骶前窦道 骶前窦道与骶骨前瘘都是骶骨前与直肠后间隙之间的脓肿破溃后形成的窦性瘘。所不同的是骶骨前瘘的瘘口常在尾骨尖两侧，多为两个，左右对称，距尾骨尖距离相等，三点几乎在同一直线上，两外口相通并汇合成一主管的窦性瘘。而骶前窦道是单一外口的窦性瘘，深达骶骨前凹，可达 10～15cm，瘘管与直肠平行，外口与肛管间无硬变组织。

8.会阴尿道瘘 本病瘘口在会阴部尿道三角内，多在正中线上，是尿道与皮肤相通后形成的瘘管，因排尿时有尿液流出，很似中医所说的"海底瘘"。这种瘘管内径可很细小，排尿时不一定有尿液流出，或有时流出很少，一般不被患者重视。手术前如不做认真检查，本病很难与肛管前位表浅性肛瘘相鉴别，直至手术时才被发现。这种瘘多有会阴部外伤史（如胯骑伤、创伤）或尿道狭窄扩张史，而与直肠、肛管无关。因此，肛管、直肠内无内口可言，因瘘管不侵犯坐骨直肠窝，所以坐骨直肠窝内无组织变性。本病治疗宜行尿道修补术。

9.尖锐湿疣性肛瘘 尖锐湿疣中医称为"千日疮""枯筋箭"，是人类乳头状瘤病毒通过皮肤黏膜——性交型感染的Ⅲ级性病。近 20 年来发病率以近 10 倍的速度增长。统计资料表明，本病的发病率在性病中仅次于淋病占第二位，发生在肛门的占 15%左右。

本病初发时缺乏自觉症状，开始为微红、淡红、黯红的大小不等的乳头状损害，渐渐转为污灰发亮、湿润圆形的丘疹，进而增生融合成质地柔软，易糜烂，形如菜花，常伴有继发感染的肿块。有的发展成巨大肿瘤状，形似癌肿，又称巨大尖锐湿疣。可侵犯肛管、直肠下部、直肠后间隙、肛提肌、阴道或膀胱。巨大尖锐湿疣与肛管、直肠相通可形成继发性肛瘘。对这种瘘的诊断，关键在于对尖锐湿疣的诊断：①梅毒血清反应阴性；②醋酸白试验阳性（即将 5%的醋酸涂于疣的表面，3min 后表面就变成白色）；③碘黄试验阳性（将鲁格碘溶液涂于疣的表面，3min 后疣表面变黄）。

因尖锐湿疣性肛瘘是由病毒感染所致，易于传染，所以治疗时绝不能与一般肛瘘等同，否则易造成医源性传染。除对患者在严密隔离、消毒条件下进行局部治疗外，还应进行全身性治疗，如注射干扰素、聚肌胞、10%次水杨酸铋油剂或板蓝根注射液等。

10.直肠阴道瘘　分先天性与获得性两种。先天性直肠阴道瘘是在胚胎发育过程中直肠与阴道间隔残留的不正常通道，即直肠经瘘管与阴道相连通。瘘管位置可高可低，低者瘘口可在舟状窝，高者瘘口可在阴道后穹隆，如瘘口较大或稀便时，大便可经瘘管进入阴道内。后天获得者多与外伤及治疗有关，如直肠前壁肿物进行电灼、激光切除、痔核注射等，均可能造成直肠前壁穿孔，引起直肠阴道瘘发生。本病不论先天性还是获得性，治疗时都不得与一般肛瘘等同处理。

11.臀及肛周放线菌感染　这种感染是衣氏放线菌或牛型放线菌引起的慢性肉芽肿性疾病。放线菌侵入组织后形成类上皮细胞的肉芽肿，然后逐渐形成坏死、溃疡和多发性不易愈合的脓性窦道或瘘管。其特征为脓液中可见到硫磺颗粒并有硫磺气味。病变区损害大，坚硬，进展缓慢，病程长。治疗宜广泛彻底切除病灶及大剂量长时间应用青霉素。如无法切除病灶，应将病变区充分切开引流。

12.骨盆骨髓炎和盆腔化脓性疾病　这类病变常有盆腔化脓或骨盆外伤史。由于重力及直肠周围间隙的存在，脓肿多在肛门周围形成瘘管或窦道，这类管腔的外口，酷似肛瘘、肛门直肠瘘的外口。但这类病变与肛管、直肠无关，所以肛管直肠内找不到内口。治疗以清除盆腔感染灶和治疗骨盆骨髓炎为根本。

第四节　治疗方法

一、中医内治法

1.中医辨证内治法　在整体观念和辨证施治精神指导下，中医提出了一套内外兼治，整体与局部并重的治疗方法。《外科正宗》指出："痈疽虽属外科，用药即同内伤""所以内不起者，内加托药，表热甚者，内必清热，气虚者宜四君子，脉虚足冷温中，脉实身热冷膈，以此类推之，内外自无两异"。并进一步具体指出："初起寒热交作，大便坠痛，宜用轻剂解散。已成内热口干，大便秘结，脉沉实而有力者，当下之，肛门肿痛，常欲便而下坠作痛者，导湿热兼泻邪火，肛门焮肿疼痛、小便涩滞、小腹急胀者，清肝、利小水。出脓腥臭、疼痛不减，身热者，养血、健脾胃，更兼渗湿，脾胃虚弱，不能收敛者，滋肾气、急补脾胃。"

临床上起病初期多选用轻解之剂，以求脓肿消散，宜用黄连除湿汤、神授卫生汤。如用上述方药不能消散脓肿,病情加重者,宜清化湿热,托里透脓,可用内托黄连散、托里消毒散等。如有内热便秘者,当以下之,选用内疏黄连汤或黄连解毒汤。如毒邪日重,热腐成脓,破溃成瘘时,宜补养气血,兼清湿热,可用黄连闭管丸等。在临床上根据中医辨证施治的法则,一般将肛瘘分为三型。

(1)湿热蕴滞型:具有急性炎症红、肿、热、痛的典型表现,局部焮红、灼热跳痛、外口隆起、脓多而稠,恶寒发热,口渴欲饮,便秘溲黄,舌质红、苔黄燥,脉滑数。

本证型多见于瘘管引流不畅,或外口封闭的患者,起病急剧。患者由于气血瘀滞,湿热下注,湿聚则生内热,湿热聚则肉腐成脓,热盛则口渴便秘,脓液增多,因引流不畅脓汁旁窜形成新的脓肿,破溃后形成新的肛瘘。

本证型治疗以清热利湿、解毒之剂,方用龙胆泻肝汤、萆薢渗湿汤、黄连解毒汤等。若湿热之邪久郁、腐溃成脓者,可用仙方活命饮加减。

(2)肺肾阴虚型:瘘管外口凹陷,周围晦黯,脓水清稀,潮热盗汗,形体消瘦,心烦不寐,食欲不振,舌质红,苔薄白或无苔,脉细数。

本型发病缓慢,疼痛不著,多见于结核性肛瘘或并发其他脏器结核病的患者,外口边缘不整齐,皮下多有潜行性空腔,触诊时皮下条索多不明显,因阴虚火旺,故多出现潮热盗汗、面部潮红等症状。

本证型治宜清热养阴之剂,选用青蒿鳖甲汤加减。也可用益肾养阴之剂,方用六味地黄丸等。

(3)气血双虚型:瘘管经久不愈,脓水时多时少,肉芽组织不鲜,面色无华,唇甲苍白,四肢乏力,少气短言,畏寒喜暖,纳呆少食,舌质淡,多见齿痕,苔薄白或无苔,脉细弱。

本证多见于身体素虚,瘘管复杂,病期较长,久治不愈者,因久病耗伤气血,故出现各种虚弱之象。

本证型在治疗方面,宜补益气血为主,方用十全大补汤加减或八珍汤化裁。

2.辨脓内治法 由于正邪消长,阴阳转化,虚实顺逆,在肛周脓肿形成肛瘘的过程中有着一定发生、发展和转归的规律,时刻进行着不停的变化。因此,在临床上疾病可分别处于发病初期(脓未酿成)、酿脓期、溃脓期和成瘘期四个阶段,治疗时应有不同的方法。

(1)初发期:是指脓液还未形成的早期片段。在这一阶段组织变性、气血凝聚、经络阻滞,其结果是不通则痛,蕴遏则热,“热盛则肿”。此时治宜内消,应散于无形,结者散之,坚者削之,实者泻之,一般效果满意。

在初发阶段,患者一般表现为发热发冷,大便秘结,小便赤黄,脉滑,弦数有力,舌质红,苔黄腻。局部病变在下者(肛管周围),肛门部位发生肿块,突起而硬,形如桃李,焮红肿痛,痛如刺割。如病所在肛门内,则重坠紧闭,下气不通。病所位高(高位脓肿),毒盛邪深者只觉坠重,骶尾部胀痛而无形于肛外,直肠指诊时触痛明显,温高灼指但无波动感,此时患者常有高热,大汗淋漓,甚至高热谵语神昏。这一病期,宜用仙方活命饮以清热解毒,燥湿泻火,活血消肿。但在这一病期,患者并不一定都是高热肿痛,实热之证,也间有以形衰体瘦,潮热盗汗,面色萎黄,咳嗽生痰,脉细而数,舌淡苔白之阴虚为主证者,也有形寒肢冷,神疲倦怠,小便清白,口淡无味,不思饮食,脉虚弱,舌质淡,苔白润等阳虚症候者。治疗时以阴虚为主证者宜滋阴除湿汤主之,以达滋阴祛湿之效。以阳虚为主证者,宜用阳和汤,以通气养血,补阳散寒。

(2)酿脓期:此期脓液逐渐形成,以渗出为主。其病理改变为热盛肉腐,腐则成脓。在这一阶段,患者除有初发期的全身症状并有加重趋势外,局部症状更加明显,表现为红肿显著,局部体温升高,疼痛加剧,似锥刺样跳痛,按之软硬相间或有跳痛感,病势急迫。

此期在治疗方面宜促脓速溃,排脓外出,与托里透脓,托毒外出相近。因此,本期在治疗方面不能用消法。如此时用消法,会使毒邪散漫,毒散伤正,预后不佳。在此期内如见肿疡高起,红肿分明,脓根收缩,脉症俱实者宜用透脓散;如坚肿不软,成脓难透,红肿不著,疮根散漫不收时,宜用托里透脓汤;如患者表现为身重蜷卧,肢冷倦怠,脉细,舌淡苔白等阴寒大盛之象,可选用四逆内托散,以补阳散寒,托毒外出。

(3)溃脓期:局部肉腐成脓后,可自行破溃,但由于疼痛等症状明显,现多切开排脓治疗。此期病理表现为脓毒泻泄,成疡为瘘。在此病期内患者全身症状多有好转,脉静身凉,局部红肿渐退,疼痛亦缓,此时如脓液黄而稠厚,是正气未虚之象,宜服托里透脓汤,予以补托透脓,清其毒邪,扶其正气,使之尽快脓尽腐去,生肌长肉。当脓尽肉鲜之后,宜服八珍汤、人参养荣汤以补益气血,促其修复。如溃脓后大热不去,疼痛不消,红肿不退,此为余毒不清。患者若脉实有力,宜服透脓散加用金银花、黄柏以清热泻火,托毒透脓;若溃后脓液稀薄,为正气已虚之象,宜用补中益气汤加用皂角刺、山甲珠等,于补益正气的同时佐以透脓外出;若脓液稀如米泔,患者潮热自汗,表现为阴虚发热者,宜用知柏地黄汤,以滋肾养阴、清热。

(4)成瘘期:脓肿破溃后,虽经诸法治疗仍脓水淋漓,日久不愈,或时消时起,溃孔乃成瘘管。主要病机为余毒未清,湿热下注,使气血凝聚,肌肤失养,则肉色不鲜,脓水不尽,日久其气走泄,致气血亏损。当瘘孔郁闭,化热,引起脓毒流窜,如此反复形成复杂性肛瘘，成瘘之后，可内服黄连闭管散。如服药无效，宜及时手术治疗。

二、中医外治法

肛瘘外治法是与内治法相对而言。如上所述，内治法是通过内服药物使结者散之、坚者消之；托毒外出、促脓速溃；清其邪毒、扶其正气等方法使湿热之毒尽去，以达治愈之效。而外治法主要是通过手术的方法除其病源，清祛脓腐，以达腐去生新的根治目的。

中医在治疗肛瘘方面积累了丰富经验，但随着医疗技术的进步，医疗器械的发展，像“草探一孔”之类的方法现已不再应用。此外，随着西医学的传入及中西医医疗技术的结合，在肛瘘治疗方面目前已很难分清哪些是传统的中医内容，哪些是西医学的具体体现，两者已出现中西医结合、融汇贯通的新学科，所以在这部分的叙述中不另做中医、西医手术方法的区分。

1.切开法　本法古有记述，早在《五十二病方》中就有“杀狗，取其脬，以穿籥，入直中，炊之引出，徐以刀，去其巢”的记载，就是指切开手术治疗法。文中说，杀狗后将其膀胱套在竹管上，插入直肠内吹胀，徐徐向肛外牵引，将直肠下端患处引出肛外，然后用刀细心割除。这种方法虽已少用，但原理沿用至今。在良好的显露条件下进行手术治疗，用拉钩牵开肛门以利显露患处行“炊之引出”之效。

手术方法：体位用侧卧位或截石位。根据不同病情对患者采用蛛网膜下腔阻滞麻醉、骶麻或局麻。消毒、铺巾。一手拇、食、中三指持球头探针自外口探入，沿瘘管方向缓缓前进，此时动作宜轻柔，不可施以暴力，以防形成假道。当探入一定深度后，另一手食指进入肛管，在两手的协调配合下引导探针继续向前，至内口探出，并沿探针切开。在用探针探入的过程中，如瘘管弯曲度太大，探入困难，另一手食指在肛内又未能触及可疑内口时，切不可暴力将探针探出，以免造成人工内口，此时宜用色素法显示瘘管。如肛内所置纱布有染色，应在色素的指示下沿着染色瘘管予以切开，直至内口。如肛内所置纱布无着色，也不能武断地否认内口存在，这时应考虑到如下因素：①瘘管弯曲度太大；②内有粘连，瘘管不通畅；③肉芽组织阻塞；④管道内粪石存在。遇到这种情况，应先切开着色部分瘘管，显露术野后再继续寻找。一般情况下，都能顺利地找到内口。瘘管全部切开后，应从内口处开始向直肠近侧剪开 1cm，并分别结扎两侧的黏膜、搔刮切开的瘘管及剪开黏膜之下层。这样做有两个目的：①肛腺导管在小儿时期多局限于黏膜下层，随着年龄的增长至成人时肛腺导管穿入内括约肌，甚至达肛门内括约肌与联合纵肌交界处。从肛腺导管走向看，一般走向齿状线的外下方，与齿状线呈垂直状态排列者占65%，不与齿状线垂直排列者占35%，其中走向齿状线下方者占68%，在齿状线上方者占28%，跨骑齿状线者占68%。从肛腺导管与齿状线的关系来看，因内口大部分在齿状线水平、瘘管在内口的外下方，手术切开瘘管时已将齿状线水平、齿状线外下方的肛腺导管破坏，再向内口上方将黏膜剪开1cm并予以结扎，搔刮黏膜下层，这就清除了向齿状线上方穿行的肛腺导管。在肛瘘治疗中，能否彻底清除感染化脓的肛腺及导管，对杜绝肛瘘术后复发有着极其重要的作用。②肛瘘术后出血是应引起重视的另一问题。一般情况下，往往需注意创面出血。内口部位的出血，因出血后返流入直肠，所以不到一定程度时难以发现。在切开、搔刮后对内口予以结扎，对防止术后内口部位出血有十分可靠的效果。

切开疗法治疗肛瘘，所用器械在很大程度上决定了手术的成功与否。切开瘘管后创面的整齐度，切口与括约肌角度是否垂直，决定了疗程长短及术后肛门是否畸形。芮恒祥教授在长期临床治疗中体会到手术器械的重要性，遵照“工欲善其事，必先利其器”的古训，在师传肛瘘刀的基础上成功研制探针与刀相结合的新型器械，通过了著名专家委员会鉴定，被命名为“芮氏肛瘘刀”与“芮氏肛瘘挂线刀”，并获国家发明专利。

用“芮氏肛瘘刀”切开治疗肛瘘操作方法：一手拇、食、中三指持刀身（探针与刀的结合部），将刀头部（探针部分）自外口探入瘘管，轻轻向前探进，至一定深度时另一手食指进入肛内引导刀头部探入，直至顺利自内口探出并引出肛外。双手配合将刀锋与括约肌调整成垂直角度，此时一手拇、食、中三指持刀头部向内上牵引，另一手拇、食、中三指持刀身部位向内上推动，瘘管即被准确无误、整齐地切开。同前法处理内口，因切缘整齐，损伤少，疗程可明显缩短。此法具有手术快捷、痛苦小、组织损伤少、无肛门畸形后遗症发生等优点。

2.*药物脱管法* 这一方法是中医传统的治疗肛瘘的方法。如前所述，中医所说的肛瘘并非专指肛瘘而言。早在宋代的《济生方》中就有如下记载：“瘘，嵇云，澄江治一妇人漏疮，……漏疮当探其深浅，……嵇以榆树枝，刮去皮，取线以绵裹其尖，以线牢系之，小榆枝探疮中之穴，……用追毒丹三粒纳于疮中，三日即溃，……生肌散愈。”这一药物治疗瘘的方法实为可贵。在漏孔中用药后三日溃，生肌散愈则是药物脱管法的记载。

在《太平圣惠方》中记有将砒粉溶于黄蜡中再搓成药条，纳入瘘疮窍孔中用以腐蚀脱管的方法。在《外科大成》中记载更为详细，“凡插药丁退管，不可顶底，如孔深一寸，插药七八分为度，早晚插药两次，至三四日孔大，如数插之，至七日后，患处四边裂开大缝，即搽玉红膏，再七日自落，落后仍搽玉红膏，看四边内外无黑腐时换生肌散，脓少时换珍珠散收口，不可贴药膏，恐其呼脓，收口必缓”。另一种脱管法是把药粉均匀地散在桑棉纸上，卷成药捻插入瘘管。为防止瘘管较深致分泌物浸透药捻，使之变软无法插入，可在药捻中卷入猪鬃二三根使药捻富有弹性，以便插入。当插药蚀去恶肉之时，再用生肌散收口。这是非常绝妙、有效的治疗方法。

“三品一条枪”在中医外科中有着独特的地位，在治疗肛瘘方面显示出很好的治疗效果。《外科大成》记载说：“三品一条枪，治十八种痔瘘，凡用药线插入瘘孔内早晚二次。初时每日插药三条，四日后每日插药五六条，上至七八日药为满足，……方住插药，……换搽凤雏膏或玉红膏俱可生肌收敛。……共至十四日前后其疔核，瘰疬，痔瘘诸管自然落下。……虚者兼服健脾之剂药。”

目前在一些地区仍在使用药物脱管疗法治疗肛瘘，说明其虽不是出神入化，但也有较好的疗效，否则绝不会历数百年流传至今。用现代观点分析药物脱管法，也应选择一定适应证。学者认为，这一疗法对“非瘘管性脓肿”“皮源菌性脓肿”所形成的瘘管或其他类型的外盲瘘有一定疗效。1968～1972 年间，学者曾用药捻治疗瘘管并取得一定疗效，可能即在此之列。

3.器械脱管法　统计资料表明，在临床上直型或较直型的肛瘘占很大比例。根据这一发现，芮恒祥教授自 1962 年开始研究用器械脱管法治疗肛瘘。1980 年他设计的第四代“可变向瘘管脱离器”正式面世并推向临床。这种器械可改变脱管的方向，空载转速分别为 500 转/min、1000 转/min、1500 转/min、2000 转/min，推进速度为 0.06mm/r，最大脱管长度为 120mm，可逆转退出。

脱管操作方法：用探针自外口探入，从内口探出后进入侧穿肛门镜，将外口处的探针伸入可变向瘘管脱离器，启动开关即可将瘘管以 30～120mm/min 的速度脱出，并在侧穿肛门镜下直接观察到对内口的脱离情况。瘘管脱离完毕后，逆向反转退出可变向瘘管脱离器，用含有止血药物及抗生素的无菌药液反复冲洗脱管后的创面。在肛门镜下，自内口向上剪开黏膜 1.0cm，向下剪开 0.5cm，用组织钳提起边缘并向两侧搔刮，止血后冲洗创面，用细肠线间断缝合肌层，再间断缝合黏膜层，勿留死腔。肛内置一条长约 10cm 包绕凡士林纱布的乳胶管，以使其对脱瘘后的创孔形成一定压力，从而起到压迫止血、促进粘连愈合、引流肛内、降低直肠内压迫的作用。

用可变向瘘管脱离器治疗肛瘘，不用切断肛门括约肌，故无肛门失禁之忧。不切开肛管，不破坏肛管周围健康组织，不会造成肛门畸形，并有愈合快、出血少、痛苦小的优点，这是用切开法治疗肛瘘所不能相比的。

1961年Parks通过对肛瘘组织活检的方法发现90%肛瘘是由肛腺感染所致，因此提出了以彻底清除感染的肛窦、肛腺和肛腺导管为重点，不切断肛门括约肌为特点的肛瘘挖除术。用可变向瘘管脱离器脱离瘘管法治疗肛瘘和瘘管挖除术，其优点都在于不切断肛门括约肌，无肛门失禁的后遗症发生。可以说有异曲同工之效。

4.挂线法 用挂线法治疗肛瘘，是中医治疗肛瘘的一大创举。其影响深远，波及古今内外，很多古籍中均有记载，《外科百效全书》："凡遇穿肠漏用好细丝线入煅蛇含石醋内煮过，从夏秋月内收取蜘蛛网过网丝一根，共合丝线穿入漏孔内。穿法先将野灯心草破开些，穿入透出即将药线入于野灯心破开处透出。如无野灯心草，将嫩布线两措系银丝上穿入，却将长环入粪门接出，去银丝却将丝线入一根于布线内，抽过丝线再次丝线头入第二根布线内抽过丝线来，却不是来去两转，收紧结一蕊，待明日解开蕊又收紧些仍缚一蕊，莫令宽，日日如此，线落后以生肌合口。"

《外科大成》瘘管挂线法："凡用挂线，孔多者只治一孔，隔几日再治一孔，如线落口开者敷生肌散。"

《外科图说》："若夫挂线之法，有一二者蛛线为之一者用药水煎线为之，可系则系，可穿则穿，穿过徐徐收紧，亦能去痔去管并除瘤赘者也。"

在中医古籍中不但有挂线方法的记载，还有挂线的具体操作方法：但择近肛者，以马连草探之，若一孔通肠者，先将银条曲转探入谷道，出草钩头，将线六七寸，一头挽成活套扣，以不挽线头，系草上，引过大肠，解线头穿活扣内，出寸长，系三钱五分重之铅锤，悬空坠之，坐卧方便，使不粘衣，可取速效。每日早将线洗净，约日长出五分，仍要收上，止留一寸线。穿七日线下三寸之余僻处补完，源头既塞，未穿漏孔，及三痛脓水再无，鹅管化尽，俱先平复。疮近肛，十日半月，线过肛门即下。疮隔远者，二十日后即落。若分七及落线后，旁疮有未干，此原肠澼非止一口，仍要再穿。若穿不动者，以纸拈沽代针散顶至痛，即曲折处三二次，通即穿线。其线落下，再用生肌散。银条曲"双折，约三寸余，形如长又字形，马连草即北方铁刷帚也。"

《医门补要》痔瘘挂线法："用细铜针穿药线，右手持针插入漏管内，左手执粗骨(要圆秃头镌深长糟一条，以便引针)插入肛门内，钩出针头与药线，打一抽箍结逐渐抽紧，加钮扣系药线稍坠之，七日管割开，掺生肌药，一月收口。如虚人不可挂线，易成痨不治。"

中医不仅有挂线疗法、操作方法的记载，而且还有病案记录。在《古今医统》中记有："予患此疾一十七年，遍览群书，悉遵古法，法疗无功，几种砒毒，寝食忧惧。

后遇江右李春山，只用芫根煮线，挂破大肠，七十余日，方获全功。病间熟思，天启斯理，后用治数人，不拘数疮，上用草探一孔，引线系肠外，坠铅锤悬，取速效。药线日下，肠肌随长，僻处既补，水逐线流，未穿疮孔，鹅管内消。七日间肤全如旧。譬筑堤决防，水既归漕，众水俱涸，有何氾滥。线落日期，在疮远近，或旬日半月，不出二旬。线既过肛，如锤脱落，以药生肌。百治百中。”

现代治疗肛瘘的挂线法与历史上的挂线法已发生了很大差别，已革去了用细榆枝、马连草探孔的方法，也不再用药煮丝线，而改用了柔质银探针和具有强大收缩力的橡胶线。在理论上认识到挂线法为慢性切开肛门括约肌，并造成肛门括约肌与周围组织产生粘连，因此不造成括约肌断端明显回缩，伤口愈合后不造成肛门失禁。如用切开法切断肛门括约肌，括约肌在与周围组织无明显粘连的情况下会导致断端明显回缩，在肛管周围形成部分括约肌裸区，引起肛门失禁。

5.*切开挂线法*　本疗法是在中医传统挂线法治疗肛瘘的基础上，吸收西医学解剖知识发展起来的典型中西医结合治疗高位肛瘘的新方法。切开挂线法治疗肛瘘，顾名思义就是将一部分瘘管切开，另一部分瘘管予以挂线，使肛瘘治疗痛苦更小，疗效更佳。这就需要准确地选择适应证。

(1)适应证：凡主管穿越肛门外括约肌深层、耻骨直肠肌或肛管直肠环的高位肛瘘，穿越肛提肌的骨盆直肠窝瘘、高位马蹄形瘘及高位直肠后间隙瘘均适于切开挂线治疗法。

(2)切开、挂线部位：本疗法适用于一部分瘘管切开，一部分瘘管挂线，在操作中首先要分清哪一部分需切开、哪一部分需要挂线。从原则上讲，凡瘘的低位部分都可以切开，也就是说肛门外括约肌皮下层和浅层之下的瘘管都可以切开；凡穿越外括约肌深层、耻骨直肠肌、肛管直肠环者都应挂线。但是，高位肛瘘病程已久，瘘管周围肌肉组织粘连明显者可在一处切开。有的学者断言，只要耻骨直肠肌保持完好，可以完全切断全部肛门内、外括约肌而能维持肛门的正常功能。但近年来临床发现，部分耻骨直肠肌切除术后也能维持正常的肛门功能，因此，要根据具体情况决定切开与挂线的括约肌层次，以保持肛门良好的功能。

(3)术前检查与准备：因这类肛瘘部位深，对局部破坏严重，因此要进行全身及局部检查。尤其是要详细了解瘘管的确切位置、分布、走向、外口距肛缘的远近及瘘管与肛门外括约肌深层、耻骨直肠肌、直肠环的位置关系。可进行造影、B超检查；拍摄骶尾部X线片或骨盆片，明确有无骨结核、骨髓炎等骨性病变；拍摄胸部X线片注意肺野有无结核灶；查尿糖、血糖以了解患者是否为糖尿病患者。总之，对患者病情要做到心中有数。手术前一天要进行皮肤准备及肠道准备。

(4)麻醉：一般采用骶麻或蛛网膜下隙阻滞麻醉。

(5)手术方法：取适当体位，局部常规消毒(术区可用0.5%碘伏、1‰洗必泰、2%汞溴红)。肛管、直肠下段可用1‰洗必泰、1‰新洁尔灭，直肠内脓性物多时也可采用0.5%碘伏消毒、铺巾。①用直肠指诊、探针检查再次确定瘘管的走向，瘘管穿越肛门外括约肌、肛管直肠环的位置及与周围器官的关系。②用亚甲蓝灌注瘘管，以对管腔着色并显示内口的准确位置。③将高位瘘管在肛门外括约肌皮下层、浅层和穿越肛门内括约肌的管道、支管和空腔一并切开。④搔刮、清除切开部分管腔内的坏死组织。⑤处理内口，自内口向上剪开黏膜1cm，搔刮、清除感染的肛窦、肛腺和肛腺导管，并将两侧黏膜结扎。这样就清除了原发感染病灶，杜绝了肛瘘复发的根源，另外，也扩大了内口处的引流，以便顺利愈合。⑥内口处理后开始挂线，将探针从肛瘘高位的末端(切开部分的上端)探入，自内口探出。⑦在内口探出的探针头部或尾部针孔内扎一条7号线，并在该线的适当部位连一橡胶线，将探针退出，将橡胶线置留在管腔内。③自下方拉紧橡胶线，根据需挂线部分组织的厚薄、多少决定收紧橡胶线的程度，一般使之延长1/3～1/2即可。⑨瘘管的高位部分挂线后，由于橡胶线的向心收缩力使瘘管的管腔扩大，此时宜用刮匙刮除管壁内的坏死组织。因瘘管的内壁已被亚甲蓝着色，刮出物多为蓝色坏死物及肉芽组织。

用切开挂线法治疗肛瘘，切开部分创面可能较大。可采用部分缝合法缩小创面，仅保留与挂线部分相适应的肛缘近侧创面，使之呈开放状。这样不仅可以缩短疗程，减轻患者换药的痛苦，更可减少自然愈合时形成的较大瘢痕区，以避免肛门畸形的发生。这对肛门的良好闭合、防止或减少肠黏液外溢有很好的效果。

用切开挂线法治疗高位肛瘘是成功的手术治疗经验，但这种方法需分切开与挂线两步完成，较为繁琐，芮恒祥教授用获国家专利的"芮氏肛瘘挂线刀"治疗高位肛瘘则更为简便、快捷。

(6)术后处理：在术中经过搔刮的瘘管一般仍会残留部分坏死组织及纤维化管壁，根据不同情况，应用中医"祛腐生肌"的理论进行换药，可用红粉纱条、红升丹等祛腐类药物。待创面新鲜后，再改用生肌散、玉红膏或凡士林纱条换药。如出现肉芽组织生长不良、水肿，可用乌梅散、高渗盐水换药，以使水肿消失，促进伤口愈合。如在换药过程中发现伤口愈合缓慢，有炎性渗出物或创面有黑腐点时，应仔细检查有无残留支管及其他异常情况发生。

6.瘘管切除(剥除)术　本疗法适用于在肛门外括约肌皮下层及浅层以下的瘘管，手术方法、瘘管切开与内口处理与切开法无异，不同之处在于切开瘘管之后须用组织剪仔细剥离纤维化索条状硬性瘘管管壁。剥离要彻底、干净，切除感染的原发病灶，如有死腔，应彻底刮除腔壁，修整内缘，使之呈"V"字形。术后用生肌散或玉红膏纱条换药至伤口愈合。

这一方法治疗肛瘘，是在切开法治疗肛瘘的基础上发展起来的一种术式，临床上使用广泛，而且也是其他肛瘘手术的基础。

7.瘘管切除植皮术　这是一种在瘘管切除术后进行创面植皮以消灭创面的手术方式。根据植皮时间可分为即时植皮和延时植皮两种。即时植皮用于创面较大又较表浅，经切除瘘管、搔刮清除坏死组织后创面干净，组织较为健康，创面较为平坦的病例。延时植皮则相反，用于创面深而不平，虽经瘘管切除、搔刮，但坏死组织清除仍不理想，需经创面培养后，组织较健康，创面较平坦，再择时行手术植皮的病例。

在植皮方法上有以下三种：①游离中厚皮片植皮法，供皮区一般选在股内侧上中 1/3 或下腹腹壁。此供皮区平坦易取，位置隐蔽，活动度小，不受体位的影响与挤压，因此对患者影响较小。取皮可选用滚轴式或鼓式取皮机。学者习惯选用滚轴式取皮机，这种取皮机不需特殊辅助物，取皮面积可随需要而信手取裁。用中厚皮片植皮，皮肤必须与皮缘缝合，一般采用"0"号黑丝线缝合，针距 0.5cm 左右，且每隔一针保留一条适当长度丝线以供加压包扎、固定加压材料之用。为防止皮片滑动，可做适当密度的皮片与创面组织缝合固定。为方便创面引流，防止皮片浮起，减少皮片张力，节省皮片面积，可在所取皮片上开窗以解决上述问题。②转移皮瓣植皮法，带蒂的全层皮肤及皮下组织移植称为皮瓣转移。在皮瓣转移的过程中，需有皮蒂相连，借助蒂部为皮瓣提供必须的血液循环。皮瓣的长度：宽度以 2：1为宜，而且皮瓣的游离角不应＜90°，否则会因血液循环障碍发生局部坏死、感染，影响移植成功率。皮瓣移植 3 周后如不发生坏死、感染，说明移植区已建立了新的血液循环，此时可将蒂部切断以完成植皮的全过程。但在肛门部的皮瓣移植一般距离较近，只在皮肤缺损区邻近部位设计局部旋转皮瓣或滑行移动皮瓣即可。其方法是在皮肤缺损邻近部位设计与皮肤缺损区面积、形状大致相当的皮瓣区，切开皮肤，连同部分皮下脂肪层向皮肤缺损区扭转移动，位置适当后行皮瓣边缘与皮损区皮缘间断缝合固定，并将供皮区皮肤缺损处缝合以闭合裸露的创面。③邮票植皮法，一般采用刃厚皮片或薄型中厚皮片，这种植皮法应用范围广，皮片成活率高，但因不能缝合固定在植皮区而缺乏良好的固定措施，易于滑动，如在肛周应用此法植皮需严格控制排便。

皮肤移植注意事项：粪便中含菌量极高，每克粪便中多达 $1\times10^{12}\sim1\times10^{13}$ 个细菌。加之肛门周围潮湿，细菌易于生长，因此肛周皮肤很难保持无菌，而且肛门手术后直肠内分泌物外溢，更加重了肛周皮肤的污染，所以直接影响所植皮瓣（片）的存活率。为提高植皮的成活率，保证手术成功，必须注意如下几点：①患者较好的身体状况与良好的局部创面是提高植皮存活率的首要条件。如患者一般情况欠佳，例如有低蛋白血症、糖尿病未能控制等，植皮成活率则很低；如局部创面水肿、炎性分泌物较多或创面已老化，植皮效果也不理想。因此，植皮手术前除应积极准备创面外还要进行全身准备。局部植皮的条件为：彻底切开瘘管使之引流通畅，局部不能有炎性分泌物及脓苔；创面新鲜无肉芽水肿；直肠内无分泌物外溢，肛瘘的内口确已处理，无支管存在。②植皮术后患者要控制进食 5～7d，因排便不仅会严重污染创面，而且还会使皮片滑动、移位，从而影响皮片的成活。患者开始排便时以成形软便为宜。便秘会撕裂伤口，稀便会造成未愈合处创面的污染。③不同的植皮方式，术后对创面的管理也有不同，如大片中厚皮片植皮，术前创面良好，缝合的皮缘无炎性分泌物，可在相对无菌条件下加压包扎 4～5d，之后打开加压包扎，去除加压物。如为游离邮票植皮，换药时勿将皮片撕脱，可用远红外线照射植皮区及周围皮肤。红外线照射除能改善局部血液循环外，还可抑制照射区细菌群落，减少污染机会。④植皮术后，除对局部进行处理外，全身治疗也不可忽视，应根据不同情况进行及时、有效的处理。

8.*瘘管剥除缝合术*　本疗法适用于外括约肌深层以下的低位肛瘘或仅有一条主管跨越直肠环，但病程较久，外括约肌深层、耻骨直肠肌与周围组织已产生明显粘连的高位肛瘘。肛瘘剥除缝合术的技术要点为：①一次切开瘘管，彻底清除坏死组织；②严格处理内口并严密缝合，缝合过程中不得留有死腔；③术后控制排便 5～7d。根据不同情况也可以二期缝合或半开放式缝合创面。这种手术方法优点在于缩短了疗程，能有效地防止肛门变形。但是如内口处理不妥，遗漏了支管、缝合时形成了死腔、无菌操作不严等均会造成感染，导致手术的失败或复发。有研究者认为，采用这一手术方法如引起失败与复发，反使疗程延长，病情趋于复杂，因而持否定态度。但学者认为，成败的关键在于严格处理内口、缝合不留死腔、严格无菌操作、不遗留支管。只要如是操作，绝大部分患者能痊愈，即使有少数失败也不能因噎废食。除此之外，术后严密注意伤口变化，如缝合后局部疼痛，红肿日渐加剧，说明缝合区有感染迹象，应及时拆除缝线，开放引流，以防感染加重。

“可变向瘘管脱离器”使这类肛瘘的治疗发生了变化，经 260 例临床观察，效果令人满意。因脱管不切开皮肤，不切断括约肌，所以损伤小，更不会造成肛门畸形。

9.*瘘管剥除肌瓣填充术*　本疗法切开瘘管，剥除瘘管的操作方法同瘘管切除（剥除）术。切除瘘管后经肛缘切口充分显露肛门外括约肌浅层，并应根据需填充部位的大小和深浅游离部分被显露的外括约肌并使之成为肌瓣，将肌瓣向近侧翻转，并将其填入已经切开、搔刮、止血、冲洗处理过的内口缺损部位。把直肠黏膜拉下与向上翻转的肌瓣根部用细肠线缝合固定，使缺损部位得以填充。部分缝合伤口，使创面呈半开放状态。术后用玉红膏或凡士林纱条换药，直至伤口愈合。

10.肛瘘部分剥除二期切开术　本疗法用于高位肛瘘的治疗，操作时首先应切开肛管直肠环以下浅部瘘管，剥除切开部分的瘘管管壁，直肠环以上的高位瘘管不予切开，只松松地挂一条黑色 10 号线或橡胶线做标志。此线除做标志外，还可刺激肛管直肠环周围组织相互粘连，待 2～4 周切开后外括约肌深部分断端不至明显回缩，这样可以有效防止肛门失禁。这种方法和挂线法相似，二者不同之处在于此法挂而不紧，2～4 周后仍需手术切开。但学者采用分期紧线的方法使所挂之线在 4 周内脱落。这样，可以一次手术完成切开与挂线，使患者避免了再次刀切之苦，并达到同样治疗效果。

11.瘘管挖除术　瘘管挖除术式是以 Parks 肛腺感染学说为基础的术式。自 Parks 用此术治疗肛瘘以来，此术式被广泛接受并成为现代括约肌保存术式的基础。其操作要点为：①以肛瘘内口为中心将肛门内括约肌连同内口一并切开，切口方向直达肛缘；②切除内口周围部分内括约肌并彻底清除内括约肌与外括约肌之间的肌间脓肿，创面不予缝合；③自外口向内挖除瘘管与肛内创面会师，并使挖除瘘管的创孔呈底小口大的杯状；④保存肛门外括约肌不予切断，开放创面，换药，以肉芽组织填充挖除肛瘘瘘管所形成的隧道后愈合。

12.内口切除缝合、外口开放法　对肛瘘的内口彻底清除，自内口向上切开 1.0cm，向下切开 0.5cm。将黏膜向两侧分开，切除部分肛门内括约肌，并用刮匙搔刮内外括约肌肌间组织，以清除肌间感染灶，将残留的肛门内括约肌及黏膜下层用细肠线缝合，冲洗伤口后再将黏膜间断缝合，以防止肠腔内分泌物流入瘘管，清除内口即等于清除了感染源。瘘管处理：根据不同情况对瘘管挖除或彻底搔刮，使底小口大，并将外口皮肤做适当切除，以保持引流通畅，可在切除瘘管后的创腔内放置引流管，定时冲洗 3～5d。如瘘管无分泌物，可用凡士林纱条引流。

13.高位黏膜下瘘治疗术　根据隅越幸男分类法，高位黏膜下瘘分为单纯型和复杂型两类。单纯型仅在肛提肌上方直肠黏膜下层，复杂型可在黏膜下层弯曲或呈环状。治疗上可采用挂线和切开两种方法：①挂线法：用软质球头探针自原发感染灶探入，自上方黏膜下瘘口探出，如为盲端需做人工口探出；在探针一端连接橡皮线，退出探针将橡皮线留在瘘管内，根据瘘的长度决定紧线的程度，如为较长的瘘管可采用分期紧线法，以不撕裂黏膜，不引起出血为度；②切开法：黏膜下瘘也可采用切开法治疗，学者曾用高频电刀切开法治疗黏膜下瘘，效果良好，尤其对高位黏膜下瘘不易挂线者此法更为适用。

14.肛瘘断径术　高位复杂性肛瘘治疗困难，是肛肠科的一大难题，芮恒祥教授集50余年治疗高位复杂性肛瘘的经验，总结出肛瘘断径术这一有效的治疗方法，操作要点如下：①探明主管后应在适当部位(瘘管弯度较大处，多个外口与主管汇集处)切开，在此部位将支管尽量切开，使之贯通，并做修剪，使其与主管连接，皮肤侧扩大开放，以便引流；②近侧高位瘘管用“可变向瘘管脱离器”，尽量将管壁脱净；③内口黏膜切开并向两侧游离，切除部分肛门内括约肌，搔刮肛门内外括约肌肌间组织，以便最大限度地清除感染灶；间断缝合肠壁肌层；修整黏膜，剪除内口部位黏膜，冲洗后间断缝合，使两层缝合不在一条线上(使正常黏膜掩盖肌层缝合处)；④在脱管后的创孔内放置引流管以备冲洗；⑤切开瘘管部位用凡士林纱条填塞。术后用含抗生素的生理盐水冲洗创孔，2次/d，3～5d后拔除引流管，然后改用凡士林纱条或玉红膏纱条引流。

15.肛瘘截径术　肛瘘截径术适用于前、后蹄铁形，半蹄铁形肛瘘及较长的瘘管。现以后蹄铁形肛瘘为例阐述操作要点：①自后侧外口切开并与内口相贯通；②常规处理内口并修整已切开之外口呈一棱形；③用可变向瘘管脱离器向左右两侧脱离瘘管，直达顶端；④于左右两侧各开约2.5cm×1.5cm侧窗与瘘管相连通，并借此侧窗截断瘘管的行径；但需注意此侧窗应开在距瘘管盲端约1/3，距后侧外口约2/3处；⑤瘘管盲端侧用玉红膏或凡士林纱条换药，侧窗与后正中创面间瘘管做对口引流，创面用凡士林或玉红膏纱布敷盖。

16.蹄铁形肛瘘根治术　蹄铁形肛瘘因瘘管围绕肛管和直肠下部，从一侧通到另一侧，形成半环形如马蹄铁形而得名。此类肛瘘通常情况下只有齿状线后正中一个内口，但外口可以有多个。因这类瘘管穿过肛门括约肌平面的高低不同，可分为坐骨直肠窝平面，内外括约肌相连接处平面，肛提肌之上平面三种深度。蹄铁形肛瘘在临床上虽仅占15%左右，但被认为是一种复杂的特殊类型的肛瘘。

蹄铁形肛瘘的手术治疗方法很多，术式多达数种，都有一定疗效。手术时应先寻找内口，再从外口用探针探入，自内口探出并切开，再用探针向左右两侧瘘管探入，将两侧瘘管和所有支管全部切开。如瘘管侵至黏膜之下，也要同时切开或挂线。手术中如需切断肛门括约肌时，应根据不同情况处理，粘连明显，切断肛门括约肌后不会造成断端回缩者可一次切开，否则需分期手术，以免造成肛门失禁。如病程较短，肛门括约肌与周围组织无明显粘连，肛瘘又通过肛管直肠环上方者可用挂线法治疗。手术后应使创面开放，如用肛瘘截径术则应做对口引流。换药用凡士林纱条或玉红膏纱条至创面愈合。

17.*结核性肛瘘的治疗* 结核性肛瘘在发达地区并不多见，在农村约占10%左右，但近年来发病率有上升趋势。临床上原发结核性肛瘘少见，多发于肺结核患者，多因吞咽含有大量结核菌的痰液引起感染而发病，也是一种特殊类型的肛瘘。治疗时，一般首先采用非手术疗法，经系统抗结核治疗，患者原发结核病得以控制，病情好转后再行手术治疗。手术方法同一般肛瘘手术，术后仍用抗结核疗法。术后用紫外线照射创面，有利于伤口愈合。

18.*小儿肛瘘治疗* 婴幼儿患肛瘘临床上并不少见，在我国，约占小儿外科发病率的1.5%～1.7%，是人类患肛瘘的第一个高峰期。患儿多为男性，占95%左右，发生在肛门左右两侧单纯型者多见。在这一时期除患儿自身雄性激素分泌旺盛外，也可获得于母体。激素刺激皮下腺发达，感染后可形成肛瘘。另外免疫功能不全、粪便压迫与腹泻等都可诱发婴幼儿患肛瘘。在治疗方面，随着小儿生长发育，雄性激素代谢趋于下降，免疫功能日渐完善，肛管直肠的解剖逐渐正常，所以婴幼儿肛瘘有自愈倾向。因此治疗有两种意见：一种意见为，应用非手术疗法，通过坐浴、中药外敷等方法治疗后，部分患儿可痊愈，学龄期仍不愈者可再行手术治疗；另一种意见为，一旦脓肿形成即行手术治疗，一般宜切开排脓，瘘管形成后再挂线或切开。学者认为，婴幼儿肛瘘手术应小心为宜，因小儿肛门肌肉发育不全，此时手术对患儿肛门功能影响较大，所以手术宜小，宜简单。如确已形成肛瘘最好等患儿处于学龄期再手术治疗。

19.*直肠阴道瘘治疗* 直肠阴道瘘从发病机制而论分为先天性和后天性两类，在一般情况下先天性直肠阴道瘘不包括在肛瘘之列，这里不做详述。而后天性直肠阴道瘘多发生于生产、外伤与医疗事故，如直肠镜检查、痔注射疗法都可引起疾病的发生。直肠阴道瘘的治疗以修补为宜，手术要点如下：①常规冲洗阴道3d；②肠道准备；③在阴道后壁瘘孔左侧缘纵行切开并剥离阴道后壁黏膜，上下各至瘘孔1.5cm，左侧缘至瘘孔缘0.5～1.0cm，右侧缘至瘘孔缘约1.0cm，显露阴道后壁肌层；④于瘘孔右缘切开肌层，在直肠黏膜与阴道后壁肌壁间游离，使黏膜与肌层间各至瘘孔边缘约1.0cm；⑤修剪肌层瘘孔，切去瘘孔周围瘢痕组织，用无创性缝线间断缝合肌层（为加强阴道后壁，可做折叠缝合）；⑥剪去阴道黏膜瘘孔边缘，外翻间断缝合；⑦最后在直肠内间断外翻缝合直肠前壁黏膜。此时3层缝线分布在3条垂直线上，可有效地保证修补处愈合。

20.*会阴瘘（前正中瘘、海底瘘）治疗* 因瘘外口多在会阴穴附近，或在正中线两侧、尿道的下方故名。因此瘘与女性阴道、男性尿道关系密切，手术时有可能发生直肠阴道瘘或尿道瘘。因此手术时应注意：①男性患者术前应放置尿管以指示尿道与肛瘘的关系，可以有效防止尿道瘘发生；②女性患者手术时应用阴道、直肠双合诊以了解瘘管与阴道的关系，手术时自外口注入亚甲蓝，使瘘管着色，操作时宜在瘘管直肠侧进行，以免损伤阴道后壁。但也有的学者认为，切除原发病灶和外口，不切开瘘管，仅搔刮瘘管内壁的坏死物与肉芽组织，用红粉纱条换药 3～5d 后改用玉红膏纱条，直至瘘管闭合。

21.*内盲瘘治疗*　仅有内口，缺乏外口的肛瘘（不包括与膀胱、子宫、阴道、后尿道及外口暂时闭合者）称为内盲瘘。手术的关键在于正确找到内口和瘘道。找到内口后自内口注入色素，使瘘管着色后再用探针自内口探入，直达皮下后切开做人工外口，再自外口向内口切开。此时应注意切开处有无着色，如已着色则为窦道无误，如无着色则提示有可能为探针探出时误成假道，应细心寻找瘘管所在，彻底切开处理。

22.*外盲瘘治疗*　仅有外口，缺乏内口的肛瘘（不包括内口暂时封闭者）称外盲瘘。这种瘘在临床上较少见，多与外伤和肛门周围疖肿相关，所以处理原则与肛瘘不尽相同。如瘘管仅与直肠有一层黏膜之隔，可做人工内口，之后处理方法与完全型肛瘘相同。反之，如瘘管的盲端与直肠间有较厚的组织，患者又有外伤等病史，则不应做人工内口，应按肛瘘处理。搔刮或切开窦道，并注意窦道有无异物存在。也有的窦道与瘘管共用一个外口，那么盲端的窦道只是继发感染，破溃时并未形成新的外口，却开口于周围的外口，这种情况原则上不称为盲瘘，治疗时按肛瘘支管切开处理即可。

第五章 痔 疮

第一节 概述

1.痔　又名痔核、痔疮等。对痔疮病因最早认为是饮食不节，肠内积滞压迫肠壁影响脉络，从而使其扩张形成痔。现代医学给痔定义为：直肠下端黏膜下和肛管皮下静脉丛曲张扩大形成柔软的静脉团。发生在直肠下端黏膜下的称为内痔，发生在肛管皮下的称为外痔。

2.内痔　是指肛门齿状线以上直肠末端黏膜下的痔内静脉丛扩大曲张和充血所形成的柔软静脉团，是肛门直肠病中最常见的疾病。其特点是便血、痔核脱出和肛门不适感。

3.外痔　发生于齿状线以下，是由痔外静脉丛扩大曲张或痔外静脉丛破裂或反复发炎纤维增生而成的疾病。其表面被皮肤覆盖，不易出血。其特点是自觉肛门坠胀、疼痛、有异物感。

4.混合痔及环状混合痔　混合痔是指同一方位的内外痔静脉丛曲张，相互沟通吻合，使内痔部分和外痔部分形成一个整体者。混合痔多发于截石位的3、7、11点处，以11点处最为多见，兼有内痔、外痔的双重症状。

混合痔病人表现为肛缘外痔呈360°全肛管分布和（或）肛管完全下翻并有齿状线相对下移和（或）大便时痔呈环形肿胀或脱出者，称为环状混合痔。

5.痔疮是人类特有的疾病　痔疮与人类肛门的解剖结构有关。由于人类直立行走，从而使地球吸引力能够对回流的血液形成向下的力，极容易在人体下部的肛门直肠部位发生血液淤积，久而久之形成痔疮。此外，从已有的国内外文献报道来看，通过对四肢爬行动物的解剖及观察，还未发现患有痔疮病患。因而，对此说也提供了一个有力的佐证。此外，饮食不节（洁）、过度疲劳、年老体弱及其他一些慢性病都会成为痔疮的发病原因。至今，尚未在动物中发现在自然状态下生痔的，这可能与四肢动物肛门位置较心脏位置高有关。

6.肛垫及功能　“肛垫”又称痔区，是痔现代概念的解剖生理学基础。汉语将其译为肛门衬垫、肛管血管衬垫，通常称为肛垫。1975 年，Thomson 首次提出“痔是人人皆有”的正常解剖结构，在直肠下端的唇状凸起被称为肛垫，肛垫的病理肥大即为痔病。目前，多数学者已确认肛垫就是肛管内局部增厚的黏膜及黏膜下组织，是由直肠柱（6～14 个）相对集中而成的组织块，并非病态。大量研究资料证实，肛垫不分年龄、性别和种族，是人人皆有的。

第二节 病因病机

1.痔的形成 痔是怎样形成的，目前有以下三种说法。

肛门直肠下部血管性衬垫下移：有人曾做直肠镜检查，见到直肠下端右前、右后、左侧三处，有三块有助于肛管闭合的增厚衬垫。如果便秘、排便困难、过度用力，粪便排出时推压衬垫下移，静脉淤血扩张形成痔。

肛门直肠部静脉曲张：痔的基本病理改变是静脉扩张。由于便秘、久泻等因素使痔静脉内压力增高，血液回流减慢，痔静脉曲张形成痔。

血管增生：通过组织学研究，认为痔属于血管增生形成的血管瘤。

2.感染能够引起痔疮 有相当多的人认为，痔疮发病与感染有关：痢疾、肠道感染、寄生虫、肛瘘及肛门周围炎等，均可引起肛门直肠静脉充血、炎症，使静脉团扩张，形成痔疮。

3.排便习惯对痔疮的影响 痔与排便习惯有很大的关系。便秘的人由于大便硬结，排便时间长，使肛门直肠静脉淤血，压力升高，甚至导致直肠黏膜与肌层松弛、分离，脱出肛门外，久之便形成痔。同样久泄久痢者也可引起痔疮，久蹲厕所或在排便时看书、看报、抽烟而延长排便时间的人也容易罹患痔疮。

4.久蹲厕所能够引起痔疮 痔疮的发生有很多因素，许多医师都认为长久蹲厕是可以确定的致病因素。需要指出的是，即使没有便秘，如果有蹲厕时间过久的不良排便习惯，也可促使痔疮的发生。痔疮病人排便时间过长造成肛垫充血性损害，将 10 倍于排便时间短和排便习惯正常的人，这些人中痔疮的高发率是可想而知的。因此，痔疮病人应缩短排便时间，一般不超过 15min。

5.长期腹泻对痔疮的影响 腹泻是一个完全与便秘、大便困难相反的排便过程，从平常的经验来看它导致痔疮的可能性最小，但是学者们分析研究后发现，腹泻是引起痔疮的重要因素，它在痔疮的形成发展中的角色甚至重于便秘。稀便的反复刺激引起括约肌长时间的频繁或持续收缩，肛管静息压持续升高，结果最终导致肛垫充血性肥大。这时再加上腹泻时肠内环境酸碱度的改变，很多人在腹泻发生后会明显感觉到肛门周围烧灼疼痛感。如果腹泻不能及时纠正,这样的过程反复发作,继而引起较严重的相对淤血,从而引起一系列的病理变化,产生一系列痔疮症状。

6.便秘与痔的关系　临床研究表明,有一定数量的痔疮病人并没有肯定的便秘病史。有相当多的病人常在出现痔疮的症状后才出现便秘,而不是便秘出现在痔疮的症状发作之前,并且有的病人随着痔脱出而便秘症状改善。从这些病人身上来看,先有痔疮,后有便秘,便秘不再是痔疮的原因而是它的后果。便秘和用力排便作为痔疮的诱因仍然是重要的,即在年龄因素导致肛垫下移的基础上,便秘可使得痔疮症状加重。

7.痔能否遗传　有报道称约44%的痔疮病人有痔疮的家族史。有些学者注意到某些家族具有患痔的倾向,认为这可能与遗传有关。推想这些家族成员具有静脉壁薄弱的先天性因素,抗压力的能力弱,不能耐受血管压力,易扩大成静脉血管团,形成痔疮。因此,在某种意义上说,可以认为其有家族遗传倾向。还有一些学者认为,这些家族性现象可能是由于这些家族成员的生活条件和生活习惯都比较相似的结果。

8.不同的职业对痔疮的影响　职业与痔疮的发病有很大关系,即久坐办公室者(如教师、文职人员和打字员等)、田径运动员及重体力劳动者,都是痔疮的高发人群。无论久坐久行,还是久持(负)重物,都可导致肛门直肠部位静脉血淤积、扩张、纡曲而发生痔疮。再如,商场的售货员、长时间站立工作的理发师,这些人痔的患病率也比较高,这可能与久立后腹部及盆腔长时间维持较高压力有关。

9.不同的工作姿势对痔疮的影响　长期坐位、站位、蹲位工作的人,容易患痔疮,如售货员、理发师、教师等。由于人在站立时,肛门直肠位于人体的下垂位,又加上直肠上静脉无静脉瓣,受到地心吸引力的作用,血流回流缓慢,容易造成肛门直肠的静脉丛淤血扩张而发生痔;翻砂工人长期下蹲工作,银行职员、打字员、汽车司机等长期坐位,由于长时间下蹲、坐位工作,肛门直肠静脉丛血液回流缓慢,容易造成痔静脉丛淤血扩张而成痔。

10.性生活过频对痔疮的影响　就女性而言,肛门直肠与阴道为相邻器官,仅一壁之隔。因此,无论阴道症状还是肛门直肠的症状,都可引起另一方的不适。性生活是通过阴道来实现的,正常的性生活应当不会导致痔疮的发生或加重。但是,过度、无节制的性生活,会使阴道壁长期受刺激,从而引起一壁之隔的直肠黏膜下移而形成痔疮的可能性是存在的,尽管目前对此还没有定论。

11.能够引起痔疮的其他疾病　长期便秘、腹泻能够引起痔疮,前面已经讲过。

(1)高血压:高血压患者痔的患病率可达73.7%。

(2)前列腺增生症:由于前列腺增生,排尿困难,排尿时需增加腹压,腹压增高,痔静脉丛淤血而致痔。

(3)慢性支气管炎、肺心病:慢性支气管炎、肺心病的人经常咳嗽,腹压增高,痔静脉丛血液回流受阻,继而淤血扩张发生痔疮。

(4)肝硬化:肝硬化病人因腹水而腹压增高,容易发生痔疮。

第三节 临床表现及危害

1.内痔的常见症状 内痔的常见症状是无痛性、间歇性便后有鲜血,轻者纸上带血,重者射血,还有痔块脱垂、疼痛、瘙痒,甚至出现湿疹等。

内痔的临床表现主要是出血和脱出,可伴发排便困难,可发生血栓、绞窄、嵌顿。

内痔的分度如下。

Ⅰ度:便时带血,滴血或喷射状出血,便后出血可自行停止;无痔脱出。

Ⅱ度:常有便血;排便时有痔脱出,便后可自行回纳。

Ⅲ度:偶有便血;排便或久站、咳嗽、劳累、负重时痔脱出,需用手回纳。

Ⅳ度:偶有便血;痔脱出不能回纳。

2.内痔与疼痛关系 内痔一般不疼痛,即使脱出性内痔,当痔核脱出,如果及时回纳后仅有一过性下坠感、肛门不适,也没有疼痛。当内痔脱出没有及时回纳或痔核脱出难以回纳发生嵌顿、水肿、血栓形成、黏膜糜烂、继发感染时,可引起剧烈疼痛。

3.内痔与便血的关系 一般说来,判断内痔严重程度应根据出血时间、次数、痔块大小、痔核脱出情况、病程长短等综合考虑,而不是完全依照其出血量的多少而定。相对而言,Ⅰ度内痔出血较多,Ⅱ度内痔出血可多可少,Ⅲ~Ⅳ度内痔属于晚期,其出血不明显,一旦出现某些症状,较难缓解,且易反复发作。所以说,不能仅仅以出血量的多少来衡量内痔的严重程度。

4.内痔便血与贫血的关系 一般来说,内痔较少引起贫血。但在临床上,也可见到一些内痔疮人气短乏力,面色苍白或萎黄,睑结膜色淡,出现明显的贫血症状。这些病人是由于长期的便血,虽然每天的便血量并不多,但天长日久也能引起贫血。或由于内痔痔核破裂引起大出血而引起的贫血。

5.内痔能否脱出肛门外 轻者在排便时脱出,便后能自然回纳复位,病人蹲位大便时脱出，便后一站立即复位；脱出症状重者，脱出后不能自行回纳复位，需用手推送，或使病人卧床休息，方能复位，或便后用手纸垫在肛门部位坐在木椅上迫使其复位；更甚者在病人行走、咳嗽、打喷嚏、下蹲、伸手挂东西、劳动稍用力时都可能脱出。

6.内痔的临床表现　①长期慢性出血可以引起贫血。②内痔嵌顿常有剧烈疼痛，继发感染时往往有发热等。③肛门潮湿、瘙痒。④部分病人由于畏惧大便出血而不敢排便，久忍大便，而致便秘。

7.外痔的临床表现　外痔主要症状为坠胀、疼痛、肛门有异物感。根据其发展过程，分为结缔组织性外痔、静脉曲张性外痔、炎性外痔和血栓性外痔。

8.血栓性外痔的发病原因　血栓性外痔多是由于病人便秘、排便、咳嗽、用力过猛或持续剧烈运动后(但也可以是无原因的)，肛缘静脉破裂，血液在肛缘皮下形成圆形或卵圆形血块，内缘在肛门内，外缘在肛门皮下，血块大小可自几毫米至2cm，呈紫色或黯黑色圆形，同时伴有疼痛。

9.痔的易患人群

(1)妊娠期妇女：妇女妊娠期，由于长大的子宫压迫盆腔直肠静脉，血液回流受阻，加上分娩时用力，容易诱发痔疮的发生。

(2)喜食粗粮和肉的人：这类人，胃肠蠕动减慢，继而导致便秘，痔的患病率高。

(3)嗜酒的人：长期饮酒者易患痔或可使痔疮加重。临床经常见到痔疮病人因饮酒而出现痔出血，但原因不清。

(4)喜食辛辣刺激性食物的人：辛辣刺激性食物，可能刺激肛门直肠黏膜，引起局部充血发炎，长期刺激引起直肠静脉淤血扩张而致痔。

(5)性生活过频的人：性生活时人的臀部肌肉持续收缩，使肛门周围血液循环受阻。性生活过频的人长期肛门静脉淤血扩张而致痔。

(6)经常束腰的人：这样会造成腹压增高，使痔静脉淤血扩张而致痔。

(7)妊娠妇女易得痔疮：怀孕时胎儿逐渐增大，使腹压增高，下腔静脉受压加重，使直肠下端、肛管的静脉回流受阻，导致痔静脉丛淤血扩张；而内分泌激素的影响可使骨盆血管、直肠血管扩张而产生痔。此外，分娩时会阴部努挣，可加重痔静脉的回流障碍。再次，孕妇活动量减少，胃肠蠕动减慢，可使粪便在肠腔内停留时间延长，导致便秘，又加剧痔疮的发作。

(8)活动少的人易患痔：人体长期处于一种固定的姿态，会影响血流循环，导致肛肠病发病机会增多。超市的收银员、银行职员、商场的营业员等，我们很容易发现他们的职业有个共同特点是需要长时间地坐或立。从职业看，汽车司机、理发师、售货员、民警等患病率最高，其次是干部、工人、农民、军人、学生。

(9)“十人九痔”的原因：痔是一种常见病、多发病，居肛门五大疾病之首，人群患病率约占50%，成人多见，男女均可发病，而且发病率无显著差异。1977年的全国57 297人次普查结果，发现痔的发病率占肛肠疾病的87.25%，而且许多不良生活习惯和疾病都可导致痔疮的发生，所以民间传言“十人九痔”是有一定道理的。

(10)女性痔患者比男性多：从可查资料报道来看，妇女因妊娠、分娩的原因，痔疮患病率略高于男性。而在日常门诊就诊患者中却是男性略高于女性，这可能是因为女性多不愿在人前诉说肛肠疾病的痛苦，更怕进行检查，所以表面上看男性病人略高于女性病人，实际上女性痔疮患病率略高于男性。

(11)成人容易患痔疮：普查结果表明，肛肠疾病的发病，以成人居多，肛肠疾病的患病率随着年龄增长而升高。痔疮可发生于任何年龄，痔疮发病人数因年龄的增长而增多，可见痔疮患病率呈阶梯式上升，儿童、青少年发病率低，成年人患病率高，年龄越大，患病者也越多。

第四节 检查

1.检查体位 患痔疮到医院看病时，医生在详细询问病史后，必须进行肛门直肠检查。由于病人的体形、年龄等不同，以及是否单纯检查或检查治疗同时进行，应采取不同体位。

(1)侧卧位：患者左侧或者右侧卧位，临床多取左侧卧位。病人左侧卧位，双腿充分向前屈曲，靠近腹部，若屈曲的右腿放在左腿前方，臀部暴露更好，这是常用的检查体位。特别是年龄大、体弱或肛门部疼痛者。

(2)胸膝位：双膝屈曲，跪伏在检查床上，胸部着床面，臀部抬高。这是检查直肠下端、直肠前壁，体形肥胖及年轻人常用体位，乙状结肠镜检查也用此体位。

(3)截石位：病人仰卧位，双腿放在腿架上，臀部移到手术台边缘，使肛门较好暴露，是肛门直肠手术常用的体位。

(4)膝肘位：双膝屈曲，跪伏在检查床上，臀部抬高，双腿分开，肘部着床，使肛门充分暴露。是年轻人肛门检查常用体位。

(5)蹲位：病人下蹲排便姿势，并增加腹压，可以使三期内痔、低位直肠息肉、肥大的肛乳头、直肠脱垂暴露肛门外。

(6)弯腰扶椅位：病人向前弯腰，两手扶椅，露出臀部。此种体位方便，不需要特殊设备，适用于团体检查。对肛门脓肿、病人肛门剧痛、活动受限时也用此体位检查。

（7）倒置位：用特制可以转动的检查床。病人俯卧检查床上，髋关节弯曲，双腿下垂，膝跪床端，臀部高，头部稍低，这是肛门直肠手术时常用体位。

2.肛门直肠局部检查

（1）视诊：视诊是检查外痔最直观的检查方法，同时还可以观察有否内痔脱出以及肛门其他疾病。

（2）指诊：医生戴手套，将食指蘸液状石蜡在肛周轻柔按摩后，探入肛内，由内向外对痔疮进行检查。

（3）窥镜及电子直肠镜：病人取胸膝位，将肛镜或电子镜镜端涂润滑剂，镜端在肛门处旋转按摩，同时令病人张口喘气，精神放松，将镜缓慢探入病人肛内，拔出闭孔器，借检查灯光源，在直视下退镜观察。

3.肛门直肠指诊的注意事项　①指诊前应该告知病人如何配合，绝不可以在病人没有思想准备的情况下进行。②婴儿不论大小，指诊都无困难，但需要耐心进行。③指诊检查时应全部插入，改变体位如采用膝直立位，增加腹压的情况下指诊长度可由常规的 7～7.5cm 增加到 11～12cm。此外，病人的放松程度对指诊的深度也有影响。④指诊的顺序是右、前、左、后一圈的顺逆两次触诊。检查时应注意全面细致，切勿发生遗漏。

第五节　诊断与鉴别诊断

1.混合痔与内、外痔的区别　既有内痔，又患外痔不能叫混合痔。所谓混合痔是内、外痔静脉丛曲张相互沟通吻合，括约肌间沟消失，使内痔部分和外痔部分形成一个整体者。由于内痔部分与外痔部分相连，因此混合痔多发于肛门截石位 3、7、11 点处，以 11 点处更为多见。混合痔有内痔、外痔的双重症状。

2.混合痔与其他疾病的鉴别　混合痔在没有脱垂时鉴别诊断比较简单，但脱垂的混合痔常须与肛乳头肥大、直肠脱垂、肛管肿瘤相鉴别。

肛乳头肥大：过于肥大的肛乳头，可以脱出肛门外，两者都有呈团块状物脱出肛门，都可产生异物感等。区别在于肥大的肛乳头表面颜色淡白或灰色，常带有蒂，质地较硬，一般不出血，感觉较敏锐。

直肠脱垂：也称脱肛，常与较严重的环状混合痔相混淆。直肠脱垂是直肠黏膜及直肠全层脱出肛门，形态呈半球状或圆柱状，色红，体积较大，表面平滑，但有一圈圈的直肠皱襞，表面可染有粪便及未消化食物残渣，一般不出血。根据患者的不同特征，一般不难诊断。

肛门肿瘤：一般质地坚硬，形态不规则，有的呈菜花状，容易出血，粘连较广泛，活动性差，可见脓血及黏液，疼痛明显，必要时可做病理切片检查确诊。

3.引起便血疾病的种类　内痔出血，血色鲜红，血在粪便表面，时有滴沥，或喷射而出；而肠道出血，血色紫黯，粪便、分泌物、紫黯血迹互相混杂在一起。内痔出血较多时，可继发贫血，而肠道炎症引起的便血，则不会引起贫血，但其常伴有肠道炎症的固有症状。肛裂引起的便血，一般量较少且伴有剧烈的疼痛。直肠息肉出血，多见于儿童排便时血液污染肛门周围。若为成年人，粪便中带血并混有黏液和脓性分泌物，气味奇臭，伴有便条变细症状，应高度注意直肠和下段结肠有无肿瘤存在。若粪便中带血并伴有黏液，里急后重，大便次数增多，左下腹疼痛者，首先应考虑痢疾和慢性肠炎。由此可见，便血可由多种疾病所导致，并非痔疮所特有。

4.肛门部有肿物脱出时的疾病鉴别　临床上根据脱出与排便的关系、脱出物外形颜色联系其他临床症状不难鉴别。

(1)内痔Ⅱ、Ⅲ期：便时脱出，有时能自行回纳，有时不能自行回纳，需手法复位。常伴有便血症状，外形呈草莓状。

(2)肛裂：便时疼痛、出血，肛门外脱出物不能回纳入肛门，因为皮赘物长在肛裂底部。

(3)直肠脱垂：排便时脱出，便后收缩能自行回纳，脱出物表面亦为黏膜，但脱出物较痔大，有环状黏膜沟，而痔脱出则是放射状黏膜沟。

(4)肛管外翻：排便时发生，表面为皮肤组织覆盖，常伴有痔和直肠脱垂。

(5)肛乳头肥大：排便时脱出，部分能自行回纳，部分需手推复位。脱出物表面为移行肛管上皮，常有蒂，表面很少出血。但有肛门部不适，无压痛，可以是一个，也可以是数个。

(6)直肠息肉：排便时脱出，能自行回纳，表面为黏膜，黏膜发炎时呈草莓状，有些有蒂，有些无蒂，常伴有出血症状。

(7)血栓外痔：位于肛管部突发性肿物，疼痛明显。压按外痔，皮下有紫蓝色硬节，一般位置固定不能纳入肛门。

5.痔能否癌变　痔和癌是两回事。痔疮从其发病机制来看一般不会发生癌变。这是因为痔疮是直肠肛门部位管壁内静脉丛扩张、弯曲、隆起成团的一种静脉瘤，或称静脉血管团，是一种良性瘤。而癌性肿物是由于细胞分化不成熟而超常增生形成的。二者在病理及其临床表现上有本质的区别。但临床上也能见到一些痔疮病人合并直肠癌或结肠癌，这多是由患处本身恶变所致，与痔疮无关。痔疮本身并不能诱发癌变，但是如果痔核本身由于长期的炎症刺激，或处置不当，均可以产生不同程度的病理改变，因此应该加以重视。

第六节　治疗

1.*治疗痔的最新标准*　根据中华医学会2002年9月的痔诊治暂行标准，将痔的治疗重新规约为：无症状的无须治疗。有症状痔的治疗的目的重在消除、减轻痔的主要症状，而非根治。解除痔的症状应视为治疗效果的标准。

(1)一般治疗：包括多饮水，多进食膳食纤维，保持大便通畅，防治便秘和腹泻，温热坐浴，保持会阴清洁等。

(2)非手术治疗：Ⅰ、Ⅱ度内痔以非手术治疗为主，包括局部用药，以改善局部血管丛静脉张力的口服用药，硬化剂注射治疗及各种物理疗法，如激光治疗、微波治疗、远红外线凝固疗法、铜离子电化学治疗、冷冻疗法、套扎疗法等。

(3)手术治疗：主要适用于Ⅲ、Ⅳ度内痔，混合痔及包括外痔血栓形成或血肿在内的非手术治疗无效者。

2.*正确对待患痔时的做法*

(1)明确痔的本质，不可“见痔就治”。另外应格外注意在治疗痔疮之前应首先排除其他危险的并发症如肛管直肠癌，以免漏诊或误诊。

(2)无症状的痔无须治疗。

3.*孕妇痔发作的治疗措施*　女性妊娠期痔疮发作原则上应尽量采用保守治疗。可以嘱咐病人增加膳食纤维饮食，多饮水，定时排便，保持局部卫生，可以采用温水坐浴的方法，并适当运用缓泻剂或直肠黏膜保护剂。如果保守治疗无效，可以考虑采用注射、套扎、冷冻等疗法。对急性重症痔疮，则可考虑手术治疗，但原则上手术也应选取在妊娠期20～30周，而且手术前必须取得病人、家属以及妇产科医师的同意，在严格的胎心监测下采用创伤小、痛苦少的手术方式以消除症状为主，术中、术后万一出现腹痛、阴道出血或子宫收缩加强的情况，应立即请妇产科医师会诊，及时处理。

4.*保守治疗痔疮的方法*　目前约有85％以上的痔疮病人可以通过非手术治疗达到治疗的目的，尤其是针对Ⅰ、Ⅱ度内痔疮人大多采用非手术治疗。具体的方法如下。

(1)局部用药：常用方法有中药熏洗坐浴、中药外敷、塞药、枯痔钉等。

(2)改善痔静脉血管张力的口服药物：如复方银杏叶萃取物胶囊(静可福)。

5.痔疮患者保守治疗适应证　并不是患痔疮一定要手术治疗。非手术治疗适应证:①Ⅰ、Ⅱ期内痔;②痔疮嵌顿伴有继发感染;③年老体弱不能承受手术者;④痔疮合并有其他严重慢性疾病,不宜手术者。

6.痔的熏洗疗法　熏洗法,是指将药物水煎或用开水浸泡后,趁热熏蒸,熏后用药液洗涤患部,依靠药力和热力的作用,直接或间接地接触肛肠病变部位,使该处腠理疏通,气血流畅,从而达到活血消肿、止痛止血、收敛止痒的作用。坐浴前应先排空大小便,将臀部暴露于药物蒸汽处熏蒸 5～10min,等到药液的温度下降到40℃左右时,将臀部置于盆内泡洗 10min,然后擦干。熏洗法一般无明显禁忌证,但对于内痔出血量较大或女性月经期则不宜采用。

7.中药坐浴治疗痔疮　一般而言,先将坐浴的药液倾倒在坐浴的盆里,然后按照相应的不同比例来用温水充分混合,进行操作。在此之前,先要把臀部和肛门部位清洗干净,然后进行坐浴,坐浴的时间一般在 15～20min,不宜过长或过短。在坐浴结束后须将臀部和肛门部位再次清洗干净,然后烘干。若有条件的话,可以再用爽身粉外扑或做激光照射局部。

8.内痔的手术治疗方法　内痔的手术治疗方法包括注射疗法、枯痔钉疗法、结扎疗法、冷冻疗法、激光疗法、切除法等。除冷冻疗法仅适用于Ⅰ、Ⅱ期内痔外,其他各种治疗方法的适应证是Ⅱ、Ⅲ期内痔以及混合痔的内痔部分。注射疗法是目前临床使用较多的一种疗法,特别是消痔灵注射疗法。结扎疗法是中医传统治疗方法,结扎治疗阻断痔块的血液供给,造成痔组织缺血性坏死脱落,疗效可靠。

9.硬化剂注射疗法　硬化剂注射疗法是通过对痔核部位注射药物,以刺激产生一种局部无菌性炎症反应,导致纤维组织形成,一方面可以包绕或限制黏膜下静脉丛,使痔核逐渐萎缩消失,同时纤维组织的瘢痕挛缩又能使痔组织及其周围组织固定在黏膜下肌层,从而达到上血和防止痔核脱垂的目的。治疗时往往针对截石位 3、7、11 点母痔区进行注射.也可以针对单个发作的痔核进行注射。

10.硬化剂注射疗法治疗痔疮的注意事项

(1)肛门直肠要严格消毒.痔核注射前后直肠一定消毒。要用小针头。注射位置不宜过低,否则药液扩散至肛管皮下,术后病人肛缘水肿,疼痛剧烈。

(2)混合痔拟内痔注射治疗,需先行外痔切除术,然后在齿状线上 0.5cm 处行内痔注射。注射时不宜过深,以避免直肠壁肌层坏死,形成溃疡,继发出血。同时也不能太浅,以避免直肠黏膜糜烂,继发感染。注射时应先注射小的痔核,再注射大的痔核,以免小痔核被大痔核挤压掩盖,造成遗漏。

(3)注射治疗后病人当天必须卧位休息,不宜排便,术后病人每次大便后必须坐浴，如果痔脱出，在坐浴后一定要还纳回直肠。每日晚上或大便后直肠内放入痔疮栓。保持大便通畅，多饮水，多吃蔬菜、水果，必要时口服导泻剂。不吃刺激性食物，不饮酒。

11.内痔结扎疗法　结扎法是传统治痔的主要疗法。目前，临床上常用的痔结扎法主要有单纯结扎法和胶圈套扎法两种。其中单纯结扎法又可分为非贯穿结扎和贯穿结扎两种。前者是用血管钳钳夹痔核根部，将粗丝线系于钳下，在逐渐放松血管钳的同时慢慢勒紧丝线以结扎痔核；后者则是用缝针引线穿过痔核根部，再行结扎的方法。单纯结扎法主要适用于Ⅱ、Ⅲ期内痔或混合痔。

12.内痔结扎术后病人的注意事项

(1)术前要排空大便。如果大便，便后痔核脱出，应立即将痔核送回肛门内，以免发生水肿，疼痛。

(2)术后 7～9d 为痔核脱落期，应减少活动，以免出血。

(3)术后要保持大便通畅，以排出软便为宜，多饮水，多吃水果，或口服麻仁丸。

(4)每次大便后直肠内放入氯己定痔疮栓。

13.内痔的胶圈套扎法　胶圈套扎的基本原理是通过器械将小型圈套器套入内痔的根部，再用具有弹性的胶圈对痔核根部进行持续渐进的紧缩绞勒，从而使内痔的血供阻断，造成痔核组织缺血、坏死、脱落，创面组织修复愈合，留下一个黏膜瘢痕。目前，常用的套扎器大体分为两种：牵拉套扎器和吸引套扎器。前者先用夹持钳将痔体拉入套扎器套管内，再把胶圈由套扎器推至痔核根部；后者则是用吸引装置将内痔吸入套扎器套管内，然后把胶圈由套扎器推至痔核根部。

14.内痔套扎法的优缺点　内痔套扎适用于各度内痔及混合痔的内痔部分，但以Ⅱ、Ⅲ度内痔最合适。它操作简单，病人痛苦少，疗效满意。缺点是偶有疼痛、水肿，复发率较手术切除高。

15.内痔的 PPH 手术　PPH 是英文 procedure for prolapse and hemorrhoids 的缩写，直译是治疗脱垂和痔疮的方法，实质上应该称为“吻合器痔上黏膜环切钉合术”。PPH 的原理是将直肠下端内痔以上的部分黏膜和黏膜下组织进行环行切除并钉合，以恢复直肠下端的正常解剖结构，可以对脱垂的痔核起到悬吊固定的作用。另外，因手术中切除了黏膜下组织并进行了吻合，这样可以阻断对痔区的血液供应，从而使痔核体萎缩。由于 PPH 手术只切除直肠下端黏膜和黏膜下组织，避免了在感觉敏感的肛管和肛周部位留下伤口，所以理论上可以减轻手术后的肛门疼痛；又因为手术部位位于肛管直肠环以上，因此对括约肌的损伤机会也相对减少。PPH 手术主要适用于Ⅲ、Ⅳ期内痔，特别是呈环状脱出，伴有黏膜外翻和黏膜脱垂的病人。该手术的主要优点是术中出血少、恢复时间较短,缺点是目前该手术费用还相对较高,是近几年才开展的术式,远期疗效有待观察。

16.*激光疗法* 激光是利用激光辐射到机体组织而产生热、压力、光化学和电磁场等一系列生物物理反应,其中起主要治疗作用的是热效应。

目前,临床上主要根据治疗目的的不同而选择不同的激光器,常用的激光器有氦-氖激光器、二氧化碳激光器、Na-YAC激光器等。使用于各期内痔、外痔、混合痔,痔核糜烂、水肿、感染或肛门湿疹者暂不宜激光治疗,有严重脏器功能障碍、衰竭者不宜激光治疗。

17.*铜离子电化学疗法* 铜离子电化学疗法是指在电场的作用下,利用铜离子与血液中的有效成分发生电化学反应,使病变组织产生电解质改变(局部酸中毒),血液流速减缓凝固,金属异物在血管内引起血栓形成,血管闭塞,痔核硬化萎缩。该疗法主要适用于Ⅰ、Ⅱ期内痔和部分Ⅲ期内痔,对于脱垂后不能回纳的Ⅳ期内痔不建议作为铜离子电化学疗法主要的适应证,但可作为不能进行手术治疗的病人的保守治疗方法。

18.*痔疮手术后常见并发症* 痔疮手术后常出现的并发症有如下几种:①术后疼痛。②尿潴留。③创面水肿。④继发出血。⑤术区感染。⑥肛管狭窄。⑦直肠黏膜外翻等。

19.*预防和处理术后的尿潴留* 预防尿潴留的方法:①术前做好病人思想工作,解除紧张情绪;②进手术室之前排空膀胱;③限制液体量;④选择有效的麻醉方法;⑤手术操作要仔细,避免不必要的组织损伤;⑥术后直肠腔内填塞不能过多、过紧;⑦术前有泌尿系统疾病的病人,应在术前进行适当治疗。

术后尿潴留的处理方法:①消除思想顾虑,选择适当环境和体位,争取自行排尿。②热敷会阴部或下腹部。③如敷料过紧,可在术后2h之后适当放松。④膀胱平滑肌收缩无力者,可肌内注射新斯的明。⑤因疼痛所致尿潴留者,可应用有效的止痛药物,或用长强穴封闭疗法,以解除疼痛。⑥针灸:取穴中极、关元、气海、三阴交等。⑦年龄较大的男性病人,术后出现尿潴留,应询问是否有前列腺肥大病史,如果有前列腺肥大,可考虑给予治疗前列腺肥大的药物如保列治等。⑧导尿:如果其他方法无效,应进行导尿。

20.*预防痔术后疼痛的措施* 痔疮手术不痛主要依靠术中麻醉,但麻醉只解决了手术时和手术后短暂时间的止痛问题。肛门手术后病人往往因创面疼痛长达十几天而感到十分痛苦。近年来,肛肠科广泛应用的长效止痛剂是一种主要成分为亚甲蓝的复方注射液,它基本解决了肛门手术后疼痛的问题,只要正确掌握操作方法和剂量，止痛作用可达1～3周。

此外，术毕肛门中塞入消炎镇痛栓剂，术后口服或肌内注射镇痛药，以及手术过程中仔细、精细操作，尽量减少组织损伤，将术后局部水肿降低到最低限度，这些都是避免术后疼痛的好方法。

21.痔术后出血的原因　临床观察发现，术后出血的病因包括全身因素和局部因素两大方面。全身因素包括一些基础疾病导致的凝血障碍；局部因素是手术操作不当、术中止血不彻底或结扎线滑脱，或继发感染；组织坏死，血管破裂而引起出血。

痔疮术后大出血的诱因有腹泻、便秘、感染、免疫功能低下、热水浸泡肛门过久、久蹲、肛门努挣、嗜酒、食辛辣刺激性食物、过度疲劳和剧烈活动等。此外，高血压病人、出血性体质病人、支气管炎剧烈咳嗽均容易促发大出血。

22.痔疮术后容易发生感染的原因　总的说来，痔疮手术后感染的发生率并不是很高，但由于肛周皮肤和毛发中存在大量细菌，这些细菌可以通过手术切开、穿刺以及其他任何破坏皮肤屏障的损伤而进入组织导致感染。临床上，可见到局部感染和全身性感染，两者可以单独发生也可以同时出现。

23.预防术后便秘的措施　预防手术后便秘的主要方法之一是除非有特殊情况需要卧床休养，病人应该尽量早些进行适当的活动，以促进排气和排便。其次应多食新鲜的蔬菜瓜果、蜂蜜等，多饮水，也可以酌情服用麻仁丸、润肠丸等药物。如果仍然不能自行排便的可以用液状石蜡、甘油或肥皂水等液体灌肠。手术后连续数天未能排便者，应采用温水或生理盐水灌肠。采用上述方法仍旧无效者，就应该采用直肠指检方法，将直肠内干结的粪块捣碎挖出，再用甘油灌肠。

24.痔术后能否再发作　任何痔疮手术只能是减轻或使症状消失，局部组织尽可能恢复原状或病理改变完全消失，决不能因此就使肛门直肠部静脉血管不再淤积、曲张成静脉血管团，而不发生痔疮。由此可见，痔疮复发是肯定的，但有轻重、时间长短的区别，所谓“根治痔疮”的说法是欠妥的。

25.术后进行肛门功能锻炼的方法

(1)肛门运动锻炼：病人自行收缩肛门5s，再放松5s，如此持续进行5min，每日1次。

(2)提肛运动：是指用意念有意识地向上收提肛门，每日1～2次，每次30下。

(3)肛门收缩运动：在排便前、排便中和排便后这段时间里，用约5min的时间，主动收缩和舒张肛门括约肌，可起到改善局部血液循环，增强肛门括约肌能力的作用。

(4)扩肛保健操:用右手食指涂少量具有润滑作用的痔疮药膏或抗生素软膏,先在肛门处按摩1～2min,然后缓缓伸入肛管内,一般深度为两个指节,向前、左、后、右四个方向扩张肛管,约3min,拔出食指后可在肛门口再涂极少量痔疮药膏即可,每日1次,坚持半个月至1个月。

第六章　肛　裂

第一节　病因病机

中医学认为肛裂的发生是由于血热肠燥或阴虚津乏而导致大便秘结，气机阻塞，气血纵横，经络交错流注肛门。排便时用力过猛，致使肛门皮肤裂伤，继发感染而逐渐形成慢性梭形溃疡。西医学认为肛裂的形成与下列因素有关：

1.肛门局部解剖特点　直肠末端的生理曲度是由后向前弯曲至肛门，肛门外括约肌起至尾骨，向前至肛门的正中分成"Y"字形的左右两条肌束，围绕肛管两侧至肛门前方汇合，在肛门后方由肛门外括约肌浅部、皮下部构成一水平位的三角区，即 Minor 三角，此处是缺乏肌肉组织支持的薄弱区。同时，直肠末端走行向后向下，肛管与直肠形成一个角度，大便时肛管后方承受压力最大。在大便干硬、便条过粗时容易被撕裂。

2.外伤因素　干硬的粪便引起肛管皮肤损伤，是发生肛裂的基础。由于便秘，粪便干硬或粪便混有异物，排便时过度扩张损伤肛管，或扩张肛门方法不当，以及肛门手术不当，都可引起肛裂。

3.感染因素　陈旧性肛裂多伴有肛隐窝感染，而后位肛隐窝肛腺丰富，容易感染。因此，有学者认为感染是肛裂的主要原因，因肛窦的感染使肛管组织弹性减弱、脆性增加，易于损伤破裂，形成溃疡。同时，肛隐窝感染后，炎症易于向肛管皮下部蔓延，形成脓肿，溃破后形成溃疡导致肛裂。

4.肛门内括约肌痉挛因素　由于肛管部慢性炎症刺激，使肛门内括约肌处于痉挛状态，黏膜肌层和肛管皮肤弹性减弱，紧张力增强，致使肛管皮肤撕裂。

第二节　诊断与鉴别诊断

一、诊断依据

1.症状　大便时肛门疼痛，便后数分钟可有缓解，之后又产生剧烈疼痛，可持续数小时甚至更长，临床上称为周期性疼痛。还伴便时出血，色鲜红，量不多，部分患者伴有便秘。

肛裂的疼痛具有明显的特点，即周期性疼痛。当粪便进入直肠，产生便意时，肛门括约肌开始舒张和收缩，为排便作准备，轻微的疼痛则开始，粪便通过肛管，冲击和撕裂肛裂引起撕裂样剧烈疼痛，状如刀割，可持续 30min 左右。当肛门括约肌痉挛收缩无力时，肛门开始松弛，疼痛逐渐减轻，此时可间歇 20～30min，为疼痛间歇期，然后肛门括约肌又开始痉挛，疼痛又开始加剧，可持续数小时，直到括约肌疲劳松弛后，疼痛才逐渐缓解消失。

2.体征　肛管皮肤全层裂开，形成梭形溃疡，有些可见肛乳头肥大、裂痔、皮下瘘、肛隐窝加大加深。

二、临床分类

目前国内外对肛裂的分类不甚统一，多者可分 7 种（急性单纯性、亚急性、慢性、多发性、伴随性、特殊性、肛门皲裂），少者只分二期（早期、晚期或新鲜期、陈旧期），而分三期、四期、五期者也不少见。

1975 年全国第一次衡水肛肠学术会议将肛裂分为早期肛裂和陈旧性肛裂。

1.早期肛裂　裂口新鲜，尚未形成慢性溃疡，疼痛较轻。

2.陈旧性肛裂　裂口已呈梭形溃疡，同时有哨痔、肛窦炎或肛乳头肥大并有周期性疼痛。

1978 年全国银川肛裂专题会议将肛裂分为三期。

1.一期肛裂　肛管部机械性上皮浅表的撕裂伤，无溃疡，无并发症。

2.二期肛裂　肛管上皮组织全层裂开伴有溃疡形成，但无并发症。

3.三期肛裂　肛管溃疡，同时并发肛窦炎、肛乳头肥大、裂痔、瘘管或肛管静脉曲张等。

1991 年全国桂林肛裂专题会议将肛裂分为四期。

1.一期肛裂　肛管皮肤全层裂开，溃疡新鲜，无并发症。

2.二期肛裂　肛管皮肤全层裂开,形成炎性溃疡,溃疡底部清洁,边缘整齐,质软,并发肛窦炎、肛乳头炎。

3.三期肛裂　溃疡底部呈灰白色,边缘增厚不整齐,质硬呈潜行性。肛管弹性减弱,但能松弛,并发哨痔、肛乳头肥大、肛窦炎等。

4.四期肛裂　溃疡如三期,肛管纤维化、狭窄、哨痔、肛乳头肥大及皮下瘘等。

1992年全国第七次成都肛肠学术会议又将肛裂分为三期。

1.一期(急性)肛裂　裂口新鲜,呈梭形溃疡,边缘整齐。

2.二期(慢性)肛裂　有梭形溃疡,溃疡边缘增生增厚,变硬,不整齐,但无并发症。

3.三期(三联)肛裂　裂口呈陈旧性梭形溃疡,括约肌外露,合并肛乳头肥大、裂痔、潜行皮下瘘、肛隐窝炎等。

1994年杭州第二次肛裂专题会议将肛裂分为单纯性肛裂和复杂性肛裂。

1.单纯性肛裂　病程短,周期性疼痛不明显,裂口新鲜,边缘整齐,尚未形成慢性溃疡,疼痛较轻,无并发症。

2.复杂性肛裂　病程较长,周期性疼痛明显,裂口溃疡,凹陷灰黯,括约肌显露,有并发症。

目前,临床应用较多的分类方法以新鲜(单纯性)肛裂和陈旧性(复杂性)肛裂分类最为普遍。

三、辨证分型

1.燥火便结　大便秘结坚硬,便时肛门剧痛,便后稍有减轻,继则持续性疼痛数小时至十余小时,鲜血随粪便点滴而下。患者心烦意乱,口苦咽干,不敢进食,舌苔黄燥,脉数。

2.血热肠燥　便时肛门疼痛,大便秘结,皮肤干涩,口干舌燥,心烦失眠,午后潮热,舌红少苔,脉细数。

3.湿热蕴结　便时腹痛不适,排便不爽,肛门坠胀,时常有黏液鲜血,或带少许脓液,苔黄厚腻。

4.气滞血瘀　肛门刺痛,便时便后加重,肛门紧缩,裂口紫黯,舌质紫黯,苔黄腻,脉弦涩。

四、鉴别诊断

1.肛门皲裂　多是由于肛周湿疹、肛门瘙痒、肛周皮炎等因素引起的肛门周围皮肤皮革化，失去弹性而发生的继发病变。裂口多发，可发生于肛管的任何部位，裂口表浅至皮下，疼痛轻，出血少，无裂痔及肛乳头肥大，冬春加重，夏季减轻。

2.肛管结核性溃疡　多有结核病史，溃疡形状不规则，边缘不整齐，有潜行的窦道，溃疡底部呈污灰色苔膜，有脓血分泌物，疼痛轻，无裂痔，分泌物培养或病理组织切片检查可以确诊。同时.按结核病治疗及局部用药有效。

3.肛管上皮癌　主要见于肛管癌发生溃疡时，疼痛剧烈，呈持续性，溃疡不规则，边缘不整齐且隆起坚硬，底部凹凸不平，有大量坏死组织，且有特殊臭味，病理活检可找到癌细胞，多为鳞状上皮癌。

4.克罗恩病肛管溃疡　是克罗恩病在肛管发病的一种特殊形式。特点是肛裂较深，边缘潜行，基底部病理显示典型的肉芽肿。裂口周围皮色青紫，可发生在肛管任何部位，疼痛轻，可伴有皮赘、溃疡或瘘管，一般为慢性病程，顽固难治。

5.溃疡性结肠炎并发肛裂　特点是肛裂较浅，多见于肛门两侧，伴有脓血便、腹泻、腹痛等。

6.梅毒性肛管溃疡　属于性病的一种，疼痛较轻，多发于肛门的侧方，呈梭形，创缘较硬，向外突起呈杨梅状，色红，有少量分泌物，梅毒血清试验阳性。

7.肛管皮肤机械性擦伤　有明显外伤史，多在肛门周围皮肤，一两天内可以自愈。

第三节　治疗

肛裂总的治疗原则是纠正便秘、止痛和促进溃疡愈合，但在临床具体应用时，应根据病变轻重程度合理施治，不能一概而论。单纯性肛裂应从调理大便，配合局部熏洗、换药、针灸、封闭、塞药及扩肛等方面着手。而陈旧性肛裂则以手术治疗为主，辅以润肠通便、熏洗坐浴及局部用药。所以目前临床上多以综合治疗为主。

一、非手术治疗

1.内治法

(1)一般治疗：

①调理饮食：摄取富含纤维的食品，如蔬菜、水果、豆类、薯类、粗粮等。尽量避免或减少辛辣刺激之品。

②适当服用润肠药物：润肠药物即缓泻剂，可以软化大便，帮助大便顺利排出，以解除便秘，缓解疼痛。常用药物有液体石蜡、麻仁丸、五仁丸、大黄片等。

(2)辨证施治：

①燥火便结：治宜泻火清热，润肠通便，方用麻仁丸加减。

②血热肠燥：治宜凉血养血，润肠通便，方用润肠丸加减。

③湿热蕴结：治宜清热利湿，润肠通便，方用内疏黄连汤加减。

④气滞血瘀：治宜行气活血，散瘀止痛，方用止痛如神汤加减。

2.外治法

(1)熏洗及局部用药：常用苦参汤加减，或熏洗方等煎水，趁热先熏后洗，于便后坐浴。可选用酥胆痔疮膏、九华膏、银灰膏、红升丹局部用药。

(2)针灸治疗：针刺天枢，可使肠蠕动加强，促进排便；肛裂疼痛出血者，可针刺承山、长强、阴陵泉、三阴交、阳陵泉、足三里、大肠俞、腰俞、合谷等，每次取2～3穴(双侧)，一般采用强刺激手法，留针10～30min，每日针刺1次，直至症状消失，肛裂愈合。但孕妇忌针。

(3)封闭治疗：主要是缓解肛裂疼痛。常用0.25%布比卡因5mL在患者长强穴做扇形注射，隔日1次，5次为1个疗程；或用长效麻醉剂于肛裂底部及周围做点状注射。

(4)塞药治疗：患者于大便后肛门坐浴干净，将九华痔疮栓、肛泰栓、马应龙麝香痔疮栓塞入肛内，能起到消炎止痛作用，促进裂口愈合。

(5)扩肛治疗：患者取截石位或侧卧位。常规消毒，在局麻或腰俞麻醉下医师戴无菌乳胶手套涂润滑油.先用两手指交叉，掌面向外扩张肛管，再伸入两中指，呈四指扩肛，持续3～5min。在扩肛中要着力均匀，不可粗暴。扩肛后每次大便后应温水坐浴，肛内注入九华膏，外敷纱布，胶布固定。

二、手术治疗

1.肛裂切除扩创术和部分内括约肌切断术(侧切术及后正中切断术)　适用于陈旧性肛裂患者。自肛裂两侧“△”形切开皮肤及皮下组织，底端起于肛缘外1.5～2cm，顶端止于齿状线上0.3～0.5cm，底宽3～4cm。以组织钳提起底边切口的皮肤与皮下组织，向上锐性分离皮下坚硬的纤维化组织，结缔组织性外痔(裂痔)及肥大的肛乳头一并切除。用软探针检查肛裂顶端的肛隐窝，如有潜行瘘则一并切除，如有肛乳头肥大宜用丝线于根部结扎，或用电切烧灼掉。将已经暴露的外括约肌皮下部及内括约肌下缘切断1～1.5cm，或者用刀片在侧方肛缘外1cm处做一个1cm长的放射状切口，分离至皮下，以左手食指伸入肛内引导，弯钳锁齿深入切口内，将内括约肌挑出切口外，张开钳尖，从中间切断，并彻底止血。垂直褥式缝合一针，酒精棉球覆盖切口。检查创面有无活动性出血点，用九华膏纱条覆盖肛裂切口，纱布包扎，胶布加压固定。

行该术式应注意以下：

(1)切除创面不宜过于宽大，以免瘢痕过大，继发肛门渗液性失禁。但也不宜过小过短，尤其在后位肛裂切口内切断内括约肌，创面较深时要保证充分引流，否则伤口难以愈合。

(2)除有潜行瘘管在打开皮下瘘时采取肛裂切口内切断内括约肌为宜外，尽量做侧方内括约肌切断，用此方法创面愈合快，住院时间短。

(3)若先做肛裂扩创，再行侧方括约肌切断，手术者应该换手套，弯钳保证无菌，以免侧切口感染。根据无菌原则要求，宜先做侧切，后做肛裂切除扩创术。

2.纵切横缝术　在腰麻下沿肛裂正中做一纵行切口，上至齿状线 0.5cm，下至肛缘外 0.5cm，切断栉膜带及部分内括约肌纤维。如有潜行肛瘘、赘皮外痔、肛乳头肥大和肛窦炎等，也一并切除，修剪裂口创缘，再游离切口下端皮肤，以减少皮肤张力，彻底止血，然后用大圆针细丝线从切口上端进针，通过基底组织，再从切口下端皮肤穿出，拉拢切口两端丝线结扎，使纵切口变成横切口，缝合 3～4 针，使肛管直径扩大。无菌纱布覆盖，胶布固定。术后保持大便通畅及肛门清洁，5～6d 拆线。

3.侧方内括约肌及栉膜带挑出切断术　在肛门一侧距离肛缘 1～1.5cm 处做一横或纵切口，长约 1cm，深达皮下，用弯钳沿肛管皮下分离至齿状线，然后弯钳退到肛白线的内括约肌下缘，弯钳在内括约肌外侧分离至齿状线，此时可将被分离部分的内括约肌及栉膜带由切口内挑出切断。指诊扩张肛管，消毒后，切口缝合 1～2 针，无菌纱布覆盖，胶布固定。每天便后清洁消毒伤口，术后 5d 拆线。

第四节　预防

注意起居饮食，不可疲劳过度，不可酗酒和过食辛辣及膏粱厚味，以免损伤脾胃，滋生湿热，导致湿热下注。

保持大便通畅，干硬粪便形成后不要用力排出，应采用温开水灌肠或开塞露注入肛内润滑大便。

及时治疗肛窦炎症，防止感染后形成溃疡和皮下瘘。

扩肛和做肛门镜检查时，切忌粗暴用力，损伤肛管。

讲明便秘与本病发生的关系，及时治疗便秘，解除患者恐惧排便的思想顾虑。

第七章　肛门直肠周围脓肿

第一节　病因病理

一、中医病因学

中医学把肛周脓肿称为肛痈，有关肛痈病因的记述颇为详尽，概括起来，大体有以下三个方面。

1.外感风、热、燥、火、湿邪　《医宗金鉴》有："痔疮形名亦多般，不外风湿燥热源，肛门内外俱可发，溃久成瘘最难痊。"《河间六书》有："风热不散，谷气流溢，传于下部，故令肛门肿满，结如梅李核，甚者及变为瘘。"《诸病源候论》有："大肠虚热，其热结肛门，故令生疮。"《备急千金要方》有："肛门主肺，肺热应肛门，热则闭塞，大行不通，肿缩生疮。"机体感受外邪，邪气不散注于肛门，故令肛门肿满，结而成块。

2.饮食醇酒厚味，湿热内生　《外科正宗》有："夫脏毒者，醇酒厚味，勤劳辛苦，蕴毒流注肛门结成肿块。"《丹溪心法》有："坐卧湿地，醉饱房劳，生冷停寒，酒面积热，以致荣血失道，渗入大肠，此肠风脏毒之所由作也。"过食辛辣、肥腻，饮酒过量，损伤脾胃而生湿化热，湿热蕴阻肛门，经络阻隔，气血凝滞易形成肛痈。也有肛门破损染毒，致经络阻塞而成。

3.正虚邪实，湿热乘虚下注　《外科正宗》有："夫悬痈者，乃三阴亏损，湿热结聚而成。"《丹溪心法》有："痔者皆因脏腑本虚，外伤风湿，内蕴热毒……"。古时痔的范围很广，它包括了所有的肛门直肠部疾患。中医学认为，素体脏腑虚弱或久病气虚，肺、脾、肾亏损，无以运化水湿则湿聚生热，湿热乘虚下注肛门，结成肿块，郁久化热，溃腐成脓而形成肛痈。

综上所述，中医学对肛痈的病因认识如下：机体阴阳失调，脏腑本虚，外感六淫邪气，饮食厚味内伤脾胃，而致湿热内生。湿热流注于肛门，结成肿块，热毒蕴积，化腐成脓而形成肛痈。肛痈又有虚实之分，实证多因外感邪毒，内伤饮食而湿浊不化所生；虚证多因肺脾肾亏损，湿热乘虚下注而致。此外，还有痔久成痈变瘘之说，

《太平圣惠方》说:“夫痔瘘者,由诸痔毒气,结聚肛边”。《诸病源侯论》说:“痔久不瘥,变为瘘也。”至于病变过程,《黄帝内经》已认识到是“营气不足,逆于肉理,乃生痈肿”。

二、西医病因学

西医学认为,肛管和直肠下部周围有丰富的蜂窝组织,容易发生感染,易生成肛周脓肿。所以,感染是引起肛周脓肿的主要原因,其次是外伤、肿瘤及其他原因。

1.肛门感染的来源

(1)肠源性感染:粪便残渣及异物的损伤,炎性分泌物的刺激,细菌的感染;感染性肠病及溃疡性大肠炎、克罗恩病等继发感染。

(2)皮源性感染:肛门皱襞内细菌感染,肛裂、痔感染;化脓性汗腺炎、毛囊炎、肛门蜂窝织炎、粉瘤、尖锐湿疣感染等。

(3)医源性感染:肛门、直肠、结肠的逆行性检查和治疗,可引起肛门、肛管部位损伤,各种治疗性药物的注射,如果消毒不严格,操作时各种器械、用品的污染都可引起感染。例如,治疗内痔,插枯痔钉或注射疗法操作不当,感染形成黏膜下脓肿;局麻感染或油溶液注入后吸收不良而形成肛周脓肿;直肠周围注射化学药物刺激引起组织坏死,造成部位较深的肛周脓肿;产后会阴缝合后感染,前列腺、尿道手术后感染均可引起肛周脓肿。

(4)血源性感染:结核病、糖尿病、白血病、再生障碍性贫血等,由于患者身体虚弱,抵抗力低下,常可引发肛周脓肿。

另外,肛管直肠癌破溃或波及深部,平滑肌瘤、血管瘤、脂肪瘤等感染,骶骨前畸胎瘤破溃感染,常可通过血行播散,从而引起肛周脓肿。性病性淋巴肉芽肿、放射菌病、直肠憩室炎等感染亦是形成肛周脓肿的原因。

除感染因素外,外伤也是形成肛周脓肿的一个原因。肛门直肠部受枪伤、刀伤、吞咽异物及逆行性插入异物,均可损伤肛周及肛管上皮。皮肤、黏膜屏障作用被破坏后,细菌侵入伤口也可引起肛周脓肿。

2.肛门感染的因素

(1)解剖因素:直肠末端由肛门瓣、肛柱、肛隐窝(肛窦)组成了一条锯齿状线。肛柱也叫直肠柱,是直肠下段的主要结构,直肠下段黏膜由于括约肌的收缩,形成了6～8个纵行条状皱襞,临床上称之为肛柱。相邻近的肛柱下端之间有半月形黏膜皱襞称为肛门瓣,是原始肛门直肠膜的残痕,其上缘游离,下缘与肛管上皮连续,两侧则与相邻的肛柱表层相连续,因此在肛柱间、肛门瓣之内、齿线之上,形成了

8～10个呈漏斗状的小窝，称为肛隐窝，也叫肛窦。实际上肛门瓣是肛隐窝的前壁，使肛隐窝呈口朝上、底朝下的口袋状，隐窝底部有肛门腺体。肛隐窝底部的肛腺能分泌出黏状液体润滑大便。肛腺的分布个体差异很大，一些肛腺完全在黏膜下，一些则能伸入到内括约肌层，另一些分支可穿过内括约肌进入联合纵肌层。由于肛隐窝开口向上，因此易受粪便污染、损伤，从而引起肛门腺感染形成肛周脓肿，故有90％的肛周脓肿内口在肛窦部。

（2）生理因素：直肠下段的温度、湿度、酸碱度很适于细菌的繁殖和生长，为细菌繁殖提供了有利的条件。因此，直肠内细菌数量比体内任何脏器都高，达$10^{11}/g$～$10^{12}/g$。而肛隐窝在正常状态下像一口在上、底在下的口袋，口袋内平时存有大量分泌物，因此当含有大量细菌的便渣落入肛隐窝后，细菌很容易大量繁殖，引起感染。

（3）性激素与肛周感染也有关系：肛周脓肿发病有明显的年龄分布特点，新生儿期、青壮年、儿童及老年人极少发病。在性别上也有显著差异，男性多于女性。日本学者高月晋等据此认为本病发病与性激素有关。他根据肛门腺在发生学上起源于脂腺，认为脂腺与皮脂腺相近，推测肛门腺也可能像脂腺一样是性激素绝好的靶器官。随着年龄的变化，性激素的盛衰直接影响肛腺的增生和萎缩，因肛腺感染而发病的肛瘘，其发病率也随之升高或降低。新生儿体内由母体而来的雄激素在一个阶段内呈较高水平，故新生儿肛周感染较多。随着新生儿的发育成长，一过性旺盛的雄激素水平生理性下降，故儿童及青春期以前此病发病极少，且有自愈趋势。

男性及青壮年时期体内雄激素水平高，肛腺分泌旺盛，由于某种原因致肛腺液排泄不畅会引起肛腺炎。老年人雄激素水平明显下降，肛腺萎缩，故老年人肛瘘发病少见。这个观点主要阐述的是肛腺与男性激素的关系，未能直接阐述肛门腺感染中雄激素的作用，目前还没有明确的证据表明肛腺分泌活动受性激素的支配，也没有肛周感染患者雄激素水平测定的报告。雄性激素（睾酮）属于甾体类激素（类固醇类激素），属脂溶性，能通过靶器官进入细胞液，可与受体蛋白结合从而发挥生理效应。如能在肛腺上皮的细胞液中找到甾体类激素的受体，就从内分泌学上明确证实了肛腺受激素支配不是一种假说。这尚需深入研究。总之，肛周感染与性激素关系这一理论对探讨肛瘘病因学有一定的发病学意义。

3.肛门感染的过程　肛门感染的过程分三期。

（1）一期（炎性期）：正常情况下，肛腺有分泌黏液的功能。经肛门腺导管，将黏液排入肛窦内，以润滑粪便，保护肛管皮肤在排便时不被损伤。当粪便残渣、异物、细菌进入肛窦、肛门腺导管又不能逆行排出时，即可引起肛窦炎、肛管炎。

(2)二期(黏膜下脓肿期)：炎症从局部的肛窦开始，逐渐蔓延扩散，形成黏膜下脓肿期，若此期能够处理得当，还可使脓肿消散治愈，不留后遗症。

(3)三期(炎症扩散期)：若早期失治误治，随着炎症发展，不同的扩散途径会引发不同的病变反应。

炎症扩散至痔静脉丛周围，引起静脉周围炎。

感染局限于移行区、肛管皮下，脓肿破裂后发展为肛裂。

炎症长期刺激，形成肛门梳硬结。

炎症继续发展，借内、外括约肌，联合纵肌之间的淋巴和血管，向肛门直肠周围间隙内的疏松脂肪组织扩散，形成不同位置的脓肿。向下到肛门形成肛门周围脓肿或皮下脓肿；向上可达直肠周围，产生高位肌间脓肿；向外穿外括约肌达坐骨直肠窝，形成坐骨直肠脓肿；还可沿括约肌环行扩散成马蹄形脓肿。

病菌侵入肛门或直肠下段周围组织后，局部出现红、肿、热、痛的炎症变化。1914 年 Johnsons 发现肛腺导管周围有淋巴样组织，他将其称为"肛门扁桃体"，"肛门扁桃体"与咽部两侧扁桃体相似，是阻止病菌入侵机体的重要防线，由此可以认为凡是身体淋巴组织较丰富的地方，也是病菌最容易入侵的部位，从而间接证明了肛窦、肛腺在肛门直肠周围组织发生炎症变化时所起的作用。Schade 认为病菌侵入组织后，首先引起组织代谢的改变，导致血管通透性增强、液体渗出、白细胞浸润和组织增生。而 Lewis 则认为组织受损后，释出和生成某些生物活性物质如组胺、类组胺，结合局部理化性质的变化，引起充血、水肿、血流变慢甚至停滞等变化。总之，这些变化属于组织炎症性激惹反应。上述的组织反应变化，最终导致局部缺氧、理化性质改变、酸性产物堆集、酶系统障碍、白细胞大量死亡释放出各种酶，造成局部组织坏死、液化而形成脓肿。Shafik 提出中心间隙感染学说。炎症开始是在中心间隙内生成中心脓肿，然后沿肌肉中心腱的间隔向各方蔓延。向下到皮下间隙成皮下脓肿；向内经过直肠颈；向外到坐骨直肠窝成坐骨直肠窝脓肿；向上经括约肌间隙成肌间脓肿；如到骨盆直肠间隙形成骨盆直肠间隙脓肿。

炎症长期刺激，内括约肌、耻骨直肠肌痉挛、慢性充血，导致直肠下端纤维性增厚、瘢痕化，失去舒张能力而出现出口梗阻型便秘。

囊肿和腺癌也是慢性炎症刺激的结果。

病理变化：病菌侵入机体后，炎症反应的最终结果是形成脓肿。脓肿的液体部分被吸收，固体部分的最终碎片被白细胞或内皮细胞吞噬而移除，脓腔被新生肉芽组织填充，最后被瘢痕组织所取代。若感染未能控制，脓肿逐渐扩大，压迫力上升，脓液即循最薄弱处穿入邻近间隙中，也可破溃入直肠内或附近的器官中，还可穿破皮肤，与体外相通。脓液排出后，遗留窦道，经久不愈，称为肛瘘。也可侵入血管，或因压力过大，脓液循淋巴管扩散，成为脓毒血症，导致败血症休克。

病理切片可见脓腔中心充满细菌，周围是坏死组织。脓腔壁层内有大量的多核白细胞、淋巴细胞、浆细胞和内皮细胞，这是局部组织对病理性损伤进行修复的证据。

4.肛门感染的严重后果　肛周脓肿可引起特别严重的肛门感染，其中包括Fourhier's 综合征。一般分为两型：一型为肛门直肠周围邻近组织、肌肉坏死和筋膜炎；二型为骨盆直肠脓肿扩散到腹膜外间隙。本综合征多由厌氧菌和需氧菌两类菌混合感染引起。

感染可引起肛门周围蜂窝织炎。肛门直肠周围间隙的暴发性感染，可使肛周大片组织坏死，损伤肛门直肠，引起肛门狭窄或失禁。此种感染多由大肠埃希菌、厌氧杆菌、葡萄球菌、链球菌等引起。

肛周脓肿也可引发丹毒，其发病时间多在肛周脓肿手术后，为溶血性链球菌从皮肤、黏膜微小损伤处侵犯皮内网状淋巴管所致。丹毒多发于患者四肢及面部，而发于肛周及臀部的不多见，因此易被误诊，应予以注意。

三、肛周脓肿的致病菌及药物敏感试验

以往多数学者认为，肛周脓肿的常见致病菌是金黄色葡萄球菌、链球菌、大肠埃希菌、铜绿假单胞菌、结核杆菌、变形杆菌和其他厌氧菌，据 Ellis 统计，金黄色葡萄球菌最多见。所以多数临床医生对肛周脓肿患者早期行保守治疗或手术后给抗生素治疗时，往往首选青霉素、链霉素肌肉注射。近年来，国内外许多学者对肛周脓肿的致病菌及其药敏进行了研究，结果证明，肛周化脓性感染的致病菌主要有需氧菌、厌氧菌及混合菌。在需氧菌种类中，以大肠埃希菌最多，其次是肠球菌和粪链球菌，还有变形杆菌、金黄色葡萄球菌、白色葡萄球菌、铜绿假单胞菌等。在需氧菌中，革兰阴性杆菌约为革兰阳性杆菌的 3 倍多。在诸多报道中均未分离出结核杆菌。卜荣贵报道：对 55 例肛周脓肿患者进行细菌培养，经统计，肛周脓肿的致病菌最多见者为大肠埃希菌，占 65.5%，其次是副大肠埃希菌占 10.9%，而金黄色葡萄球菌仅占 7.5%，与 Ellis 统计的金黄色葡萄球菌最多见不相符。由此说明，肛周脓肿的致病菌在需氧菌种类中，以大肠埃希菌最多。在厌氧菌种类中，主要以脆弱杆菌和其他类杆菌为主，其次是消化球菌属、消化链球菌及梭状芽孢杆菌，还有厌氧性球菌、放线菌、优杆菌等。

致病菌的致病特点为内源性、多菌性以及混合感染性。在肛周脓肿脓液里分离出来的细菌中，除金黄色葡萄球菌、白色葡萄球菌外，绝大多数为人体肠道内的正常菌群。正常情况下，这些菌群在体内处于动态平衡状态，无毒力及致病性，多为条件致病菌。当患者局部或全身抵抗力下降时，这些菌群即可致病。据报道，多数肛周脓肿为两种以上细菌混合感染，仅少数为单一细菌感染，只分离到厌氧菌者较少，多数为厌氧菌与需氧菌的混合感染。张淑敏报道对 99 例肛周脓肿患者进行细菌培养，结果其阳性率为 100%，混合感染 69 例，仅 30 例为单一细菌感染，其中单纯性需氧菌感染 18 例，单纯性厌氧菌感染 12 例。近年来，随着对厌氧菌培养方法的不断改进，厌氧菌的检出率有升高的趋势。肛周脓肿脓液中的厌氧菌检出率也逐年增高。据报道，66.6%的肛周脓肿脓液中培养出厌氧菌，因肠道中的厌氧菌约为需氧菌的 1000～10 000 倍。由此证实，肛周脓肿致病菌中以厌氧菌的感染率较高。

综上所述，肛周脓肿的致病菌主要分为需氧菌及厌氧菌两大类，其致病特点有内源性、多菌性以及混合感染性。临床上，多数肛周脓肿为两种以上细菌混合感染；由此，对肛周脓肿脓液进行病原菌检查，了解肛周脓肿感染的菌谱，对判断患者预后，指导治疗具有重要临床意义。Grace 等报道，165 例肛周脓肿患者脓液的病源菌分为两类，一类为皮肤源性细菌，一类为肠源性细菌。在皮源性细菌感染的 34 例中，无 1 例发生肛瘘；而肠源性细菌感染脓肿中，有 62 例形成肛瘘，占 54.4%。说明肠源性细菌感染引起脓肿者形成肛瘘的可能性较大。Whitehead 的观察表明，形成肛瘘的脓肿，其肠源菌检出率为 81%，无瘘者肠源菌检出率为 43%。

目前，对肛周脓肿致病菌的药物敏感试验的报道较少。以往多数临床医生首选青霉素、链霉素肌肉注射，或给予四环素治疗。病菌对各种抗生素均有较好的敏感性，多数厌氧菌对氨基苷类抗生素欠敏感。克雷伯杆菌对青霉素类抗生素耐药。据报道，需氧菌对庆大霉素、卡那霉素、氯霉素、新霉素呈高敏感或中敏感，对青霉素、链霉素、土霉素耐药或低敏。另据报道，甲硝唑、氯林可霉素及利福平等对肛周脓肿的致病菌有明显的抑菌作用。总之，目前对肛周脓肿的致病菌及药物敏感研究还很少，特别是对肛周脓肿脓液的厌氧菌认识还不够，均有待于进一步探讨。

第二节 临床表现

中医学认为，肛周脓肿的主要表现为肛门周围红、肿、热、痛，局部有硬块，并伴有不同程度的恶寒、发热、头痛、乏力、便秘、溲赤等全身症状，肿块不消散或成脓后软而有波动感，溃后多形成肛瘘。《疮疡经验全书》中对此有详细记载："脏毒者，生于大肠尽处肛门是也……蓄毒在内，流积为痈，肛门肿痛，大便坚硬则胀痛，其旁生小者如贯珠，大者如李核，煎寒作热，疼痛难安，热盛肿胀，翻凸虚浮，早治易愈，失治溃烂。"

现代医学认为，肛门直肠周围脓肿在其发生、发展过程中，与身体其他部位的脓肿在临床表现方面非常相似，可以认为这些表现属于感染和脓肿的共性。脓肿继发于感染，感染引起的炎症是机体对致病菌产生的防御反应。局部的体征是红、肿、热、痛和功能障碍，同时患者伴有不同程度的全身反应。然而感染和脓肿所在的部位和深浅不同，患者出现的症状也有差异，可以认为这些差异属于感染和脓肿的特殊性。

肛门周围、会阴部、坐骨直肠间隙等处，位置表浅，为体神经支配区，一旦发生感染和脓肿，即使是早期感染阶段，局部红、肿、热、痛也较明显，并伴有全身症状，病变区域明显变硬；如果脓肿自然溃破，脓腔中压力则迅速降低，局部和全身症状亦随之消失。肛提肌以上的深部为自主神经所支配，早期感染阶段，炎症反应仅限于感染的肛腺周围，甚至发生肌间脓肿后，患者也仅表现为会阴部沉重不适，而局部红、肿、热、痛则不明显。随着病变的进展，脓肿的扩大，并且病变蔓延至较浅表部位时，患者才出现持续性疼痛，继而转变为跳痛。深部感染和脓肿的患者全身反应较重，患者会出现急性病容、寒战、体温升高、全身无力、白细胞增高，严重者甚至出现感染性休克。肛内指检时可触及有压痛性包块。肛门内温度升高，镜下可见隆起的红色或绛红色包块。

1.*辨部位* 因为肛周脓肿的部位深浅不同，其症状也有差异。如肛提肌以下的脓肿，部位浅而易见，局部红肿热痛较明显，而患者全身症状较轻；肛提肌以上的脓肿，位置深隐，全身症状重而局部症状轻。现将不同部位的肛周脓肿分述如下。

(1)肛周皮下脓肿：这类脓肿最常见，在肛门皮下或肛管下端皮下组织内，上方有筋膜隔与坐骨直肠窝分离，侧方与臀部皮下组织相连。多发生在肛门的两侧，有的在肛门的前方或后方，常在肛门边缘，又叫边缘脓肿。

病因：大多数由肛窦感染引起，也有因肛裂、痔、瘙痒症或外伤引起。

表现：疼痛是主要症状，先在肛门部有搏动性疼痛，压痛，咳嗽、行走和排便时疼痛加重。如在肛门前，可引起患者排尿困难；在肛门后，可有骶尾部疼痛。然后在肛周出现红肿、坚硬、有触痛的隆起，并伴有全身不适、恶寒、发热等，脓成后软而有波动感。

脓成后如不及时切开会出现以下结局：脓由肛裂或肛窦处流出，成为内口瘘；

如由皮肤穿出则成为全肛瘘；如果在皮下蔓延到两侧坐骨直肠窝内，切开破溃后，则成为蹄铁形肛瘘。

（2）坐骨直肠窝脓肿：这种脓肿发生在坐骨直肠间隙内，也是肛周脓肿较常见的一种。坐骨直肠间隙为楔形，在肛提肌与坐骨之间，底向下，即肛门及坐骨结节之间；尖向上，居闭孔内肌筋膜与肛提肌筋膜交界处；内侧界为肛管、内外括约肌及肛提肌；外侧界为坐骨结节、闭孔内肌；前界有会阴浅横肌及会阴筋膜；后界有臀大肌及骶结节韧带，窝内充满脂肪，血运不畅，邻近直肠易受损伤，所以窝内极易发生脓肿。

病因：大半由肛窦感染引起，也有因肛裂、直肠溃疡或其他脓肿引起者。如皮下脓肿、直肠后部脓肿，骨盆直肠脓肿穿入坐骨直肠窝内。

表现：患者先有肛门部不适，或微痛，以后出现头痛、寒战、发热、便秘、脉数。渐渐局部疼痛加重，肛门内灼痛或跳痛。患者排便时疼痛加重，坐卧不宁，行走时疼痛加剧，排便困难，里急后重。肛门旁肿胀、皮硬、红紫色、感觉敏锐。如脓肿波及浅部皮下，肛门旁可有压痛包块并有波动。肛内指诊时可摸到患侧直肠黏膜隆起、触痛，穿刺时可抽出脓液。

如脓肿不及时切开，坐骨直肠窝脓肿可向上经过肛提肌穿入骨盆直肠间隙，成为骨盆直肠间隙脓肿；也可蔓延至会阴，破溃或切开后形成高位肛瘘。

（3）蹄铁形脓肿：肛门后间隙在尾骨尖下方，上为肛提肌，下为肛门外括约肌浅部，前有内括约肌和外括约肌深部，蹄铁形脓肿即起于此间隙内，左右可通连。

病因：多由后中位肛腺感染而引发。感染经内括约肌下部和直肠纵肌，在外括约肌深部和浅部之间；也有在外括约肌深部和耻骨直肠之间进入肛门后间隙。初起，脓肿在此间隙内，将肛提肌推向上方，此时肛内指诊可误诊为肛提肌上方脓肿。然后脓肿沿肛提肌于外括约肌浅部，到一侧或两侧坐骨直肠窝，形成蹄铁形脓肿，有时脓肿也可蔓延到阴囊、股上部内侧。

表现：患者初起表现为恶寒、发热、头痛、白细胞计数增高，直肠内感疼痛，然后肛门后方有明显触痛，肛门后方和坐骨直肠窝内肿胀，有波动感，局部漫肿，皮肤黯红。脓肿可由坐骨直肠窝或臀部破溃，也会在后位肛管内口处见有脓液外溢。

（4）括约肌间脓肿（黏膜下脓肿）：括约肌间脓肿发生在直肠下部环肌和纵肌之间的结缔组织内。有的叫黏膜下脓肿，但真正的黏膜下脓肿罕见，此脓肿多在直肠下部的两侧或后方。主要发生于直肠下段，其远端可达肛门瓣平面，向上则往往超过肛门直肠环，有时该脓肿向下侵入肛门周围间隙。

病因：常由肛窦感染、直肠炎、内痔感染化脓、直肠狭窄、淋巴管炎、直肠损伤等引起。这种脓肿发生在直肠环肌和纵肌之间，向上下蔓延，由肛窦或上部黏膜穿入直肠；或由肛门内外括约肌之间穿入坐骨直肠窝，也有时穿入骨盆直肠间隙。

表现：初期患者常有直肠部沉重感和饱满感，当脓肿发展扩大时，患者有钝痛和跳痛，大便时症状加重。此为大便时括约肌收缩刺激提肛肌所致。若肛门括约肌受到影响，则引起患者里急后重感，全身症状有体温升高、头痛、乏力等。

黏膜下脓肿还可直接破入直肠内，也可直接穿过肠壁向骨盆直肠间隙、直肠后间隙和坐骨直肠间隙蔓延；偶有脓液直接沿肠壁向上蔓延，再于较高平面穿出直肠黏膜，形成高位内瘘。以上脓液的扩散与蔓延会使患者出现相应症状。

(5)骨盆直肠间隙脓肿：骨盆直肠间隙在骨盆内，肛提肌以上，腹膜以下。后有直肠与侧韧带，前面在男性有膀胱和前列腺，在女性有子宫和阔韧带。间隙内有疏松结缔组织，左右各一，互相通连。因其顶部为柔软的腹膜，故此间隙的容积很大，发生脓肿时因部位较深而不易诊断。

病因：常因直肠炎、直肠狭窄、直肠溃疡或直肠穿刺伤等引起，也有因括约肌间脓肿或坐骨直肠窝脓肿蔓延所致，前列腺、精囊、尿道、子宫阔韧带部位的炎症也能形成骨盆直肠间隙脓肿。

表现：平常症状多不甚明显，患者可先有寒战、发热及周身疲倦。直肠部感觉沉重，有时患者想排便，排便时又感觉不适，沉重酸痛，但不如坐骨直肠窝脓肿排便时痛苦严重。排尿困难或尿潴留也为常见的症状。患者会阴部不常有触痛和红肿，但下腹部可能有肌肉强直现象，并有触痛。严重的患者会发生败血症、脉搏快、体温高、白细胞计数增高等。肛门指诊，可触到患侧直肠壁处有浸润变硬、压痛、隆起及波动感，穿刺可抽出脓液。

如不早期手术，脓肿可穿入直肠、膀胱或阴道，有时可向下穿入坐骨直肠窝，以后甚至可穿出体外。

(6)直肠后间隙脓肿：直肠后间隙在骶骨之前，直肠之后，上为腹膜，下为肛提肌，在两侧骨盆直肠间隙的后中央，直肠侧韧带把直肠后间隙与骨盆直肠间隙分隔开。

病因：肛窦感染为主要原因，括约肌间脓肿，直肠溃疡，直肠破裂、狭窄、炎症，坐骨直肠窝脓肿，骶尾骨炎都是形成这种脓肿的原因。

表现：初起时患者常恶寒、发热、头痛、倦怠、食欲不佳、直肠部不适，有明显坠胀感，骶尾部酸痛，可放射至下肢。排便时症状加重，尾骨与肛门之间有明显深压痛。肛门指诊：直肠后方肠壁处有触痛、隆起和波动感，穿刺可抽出脓液。

直肠后间隙脓肿向上可穿入腹腔，向两侧可穿入骨盆直肠间隙，向下可穿入坐骨直肠窝内。

(7)Fournier 综合征：也叫 Fournier 坏疽，是 1884 年 Foumier 报道的一种男性生殖器暴发性广泛蔓延的感染。到 1978 年，文献共报道 380 例此病。这种综合征是会阴和生殖器软组织坏死性感染，其特点是：组织坏死，临床上不能区别蜂窝织炎、筋膜炎和肌炎；此病进展迅速，手术前预示扩展范围困难；缺乏明显化脓；患者全身中毒反应严重；局部不一定有水肿、红斑、捻发音、大泡和黑点；很多患者有全身虚弱性疾病。因此病感染发展快，易危及生命，患者死亡率高，占13%～45%。

病因：多发生在患有全身疾病的患者，此类患者身体虚弱，抵抗力降低和老年人更易发生这种坏死性感染。感染来源可分为三类：一类是肛门直肠来源，有肛管和直肠内外炎症，肛门直肠脓肿未及时治疗，肛管直肠手术后感染，肛管直肠损伤，乙醇或明矾溶液注射治疗直肠脱垂或内痔；二类是泌尿生殖来源，有尿道周围炎、尿道狭窄和尿外渗、尿道器械损伤、生殖器手术感染；三类是未知的来源，全身疾病、肝硬化、白血病和糖尿病。细菌可以是一种梭状芽孢杆菌、非梭状芽孢产气厌氧菌，亦可是需氧菌和厌氧菌混合协同造成，可见于大肠埃希菌、粪链球菌、拟杆菌和梭状芽孢杆菌。

本病发展很快，可扩展到会阴、肛门和直肠周围、腹股沟、臀部、腹部、腹膜后组织、股部和阴囊，由于大片组织坏死，损伤肛门、肛管和直肠，造成肛门狭窄、畸形、失禁。感染坏死蔓延与感染来源不同，以肛门三角区肛门直肠为来源的主要是肌肉坏死和筋膜炎，皮下组织和皮肤是继发侵犯，蔓延至肛门周围、腹壁、臀部和腰部的较多。来源于泌尿生殖系统的病变主要侵犯皮下组织和浅筋膜，蔓延至阴囊、会阴、腹股沟和股部的较多。未知来源的坏死范围较小。死亡多由于感染性休克和严重的多脏器衰竭所致。

表现：发病很急，患者恶寒发热、体温升高、虚脱，出现败血症症状。泌尿生殖感染的局部表现最常见阴囊水肿、红斑、皮肤坏死或捻发音。肛门直肠感染的体征较少，但患者有明显全身中毒性反应，尿潴留，腹部不适，肛门周围疼痛，里急后重，由肛门流出血腥臭味液体。

其扩展为两型：一是扩展到肛门直肠邻近组织，造成肌肉坏死和筋膜炎，表现为肛门周围或会阴部皮肤红肿变硬，有大泡或明显坏死；二是软组织坏死较少，由骨盆直肠脓肿扩展到腹膜前间隙，表现为脐周围红肿和腹下部脓肿。X 线检查可见盆内和侧腹软组织内有气，肺不张和少量腹膜渗出物。

(8)直肠周围蜂窝织炎：直肠周围蜂窝织炎是盆筋膜下间隙中脂肪组织的严重感染，常导致组织坏死和化脓，使感染迅速向筋膜后间隙扩散。

病因：采用注射方法治疗肛门部疾病在我国广为盛行，如果消毒不严格，则易引起直肠周围蜂窝织炎。此外，直肠穿通伤、挫伤、肛门直肠周围脓肿处理不当、引流不畅等均可导致本病的发生。

表现：直肠周围蜂窝织炎症状的轻重，取决于病变范围的大小、炎性反应扩散的速度、细菌的种类及毒力、全身对毒素吸收的情况。初起患者临床症状轻微，肛门内具有沉重感，继而迅速发展成剧烈的持续性疼痛，局部肿胀，里急后重，排出臭秽的血性脓样分泌物，男性患者多伴有泌尿系症状。患者全身出现高热、无力、烦躁等急性病症，甚至可发生中毒性休克的危象。如有破口，可见皮下组织广泛坏死等急性感染扩展之症状，来确立诊断。

直肠周围蜂窝织炎病情险恶，发展迅速，危害性大，应积极施治。首先是去除病因，充分切开引流，使用大剂量青霉素、链霉素抗感染，然后再根据细菌培养和抗生素敏感试验的结果，换用相应抗生素。患者一旦出现休克，应根据休克类型予以治疗。

(9)肛周化脓性汗腺炎：化脓性汗腺炎又称 Verneuil 病。是发生在分泌腺的慢性复发性化脓性疾病；发生在肛门周围者称为肛周化脓性汗腺炎。本病唯一行之有效的治疗方法是用手术刀或电刀广泛而彻底地切除病灶。Kassab 认为，手术最好在感染区肉芽肿形成后进行，这时病灶境界清楚，便于手术彻底治疗。

病因：本病病因可能与体内激素失衡、细菌感染、局部潮湿及胚胎发育不良有关。女性患者月经前期病情加重，催乳素和促甲状腺激素(TSH)水平比正常人明显增高。多数研究者认为，细菌感染为继发性，可分离出米勒链球菌、葡萄球菌、厌氧性链球菌、类杆菌属等，主要致病菌是前两种。吸烟者、糖尿病患者、痤疮患者和肥胖者易患此病。此病好发于青壮年，特别是 30～40 岁青壮年，油性皮肤及库欣综合征患者更易患此病。有报道，吸烟与化脓性汗腺炎关系密切，70%患者有吸烟史，可能与尼古丁对外分泌腺的影响有关。种族和性别对本病的影响各家报道不一。有研究者综合文献报道中的 125 例肛周化脓性汗腺炎，其中有 4 例恶变为鳞癌，发生率为 3.2%，癌变多发生在病后 10～20 年。Zachary 报道 1 例发病后 3 年癌变。

表现：本病特征是肛周区相继出现许多窦道，可波及臀部、阴囊、腹股沟及耻骨区。这些窦道起源于汗腺或毛囊皮脂腺，与这些腺体的分支相交通。因为窦道位于肛门附近，故易被误诊。本病的早期症状隐匿，最早表现是骶部会阴区皮肤炎症，可向深部组织蔓延；如果病变位于肛门附近，患者可有肛周区不适。随着第一个窦道形成，其他窦道相继形成，并且融成一片。皮肤表面可见与汗腺毛囊一致的小硬结，发红、肿胀、化脓、破溃后流出糊状有臭味的脓性分泌物。这时患者多伴有细菌感染，逐渐发展成皮下窦道和瘘管。晚期皮肤呈慢性炎症，变硬、肥厚、褐色，一部分形成瘢痕，另一部分则形成窦道和瘘管。患者皮肤上有无数开口，窦道流脓少，切开时无脓腔及瘘管，即可与肛瘘相鉴别。多数患者可同时伴有腋窝和其他部位的同样病变。Tropet 报道 1 例同时发生在腋窝、腹股沟、肛周、生殖器及骶骨区的患者。若本病单独发生于肛门周围，需与多发性疖病、肛周皮肤克罗恩病及潜毛囊窦道相鉴别。Culp 报道 30 例发生在齿线以下肛管的慢性化脓性汗腺炎，病变仅位于皮下，不凸入内括约肌。

2.辨虚实

实证：患者起病较重，部位表浅者以局部红、肿、热、痛为主，全身症状不明显。表现为局限性隆起，皮肤红热、触痛，成脓时软而应指。部位深者，全身症状明显，寒热交替，大便秘结，小便短赤，舌苔黄腻，脉弦滑数，局部漫肿，皮色不变，肤热不明显。实证者成脓很快，脓肿破溃后流出脓汁稠厚、量多、臭味大。

虚证：不论部位深或表浅，局部红、肿、热、痛均不明显，成脓较慢，溃后脓液淡白稀薄，不臭或微带粪臭味，溃后凹陷。患者全身倦怠无力，一般无高热或有低热，舌苔薄腻，脉弦细或濡缓。如属肺虚者，可兼见咳嗽咯血，骨蒸盗汗；属脾虚者，兼见神倦纳呆，大便溏薄；属肾虚者，兼见腰膝酸软无力。

不论虚证、实证，肛门指诊时，均可触及发炎肿胀的肛窦，即肛痈（肛周脓肿）的原发内口。肛痈实证一般多为急性化脓性细菌感染引起。其特点：易成、易脓、易溃、易敛、预后好。临床中，绝大多数肛痈属于此类。肛痈虚证为慢性化脓性细菌感染引起。其特点：难成、难溃、难敛、预后较差。临床中，结核性肛痈、流注脓肿多属此类。

现将常见的虚证肛痈介绍如下。

（1）结核性肛痈（结核性肛周脓肿）：一般先由齿状线附近发起，因为齿状线抵抗力较低，也易受损伤。结核杆菌侵入齿线黏膜下淋巴组织，以后生成结节，结节破溃生成溃疡，此种病变如侵入肛门直肠周围组织，则易形成脓肿。临床表现：发病缓慢，病程长，局部皮肤呈黯红色，肿块生长慢，少有疼痛，且常与全身其他部位的结核并存。成脓很慢，脓肿破溃后流出脓汁，脓汁稀薄呈洗米水样，其中混有干酪样坏死组织。患者伴有潮热、盗汗、乏力等虚热之象。

（2）流注性肛周脓肿：多发生在骨盆直肠间隙或坐骨直肠间隙中，脓肿局部炎症不明显，脓汁稀薄，量多而流之不尽，常混有碎骨片。X 线检查可见原发病变多在腰骶部，此处有骨质改变。脓汁发现前患者多有腰痛、发热、盗汗、无力、疲倦的症状。

3.其他疾病伴发的肛周脓肿

(1)白血病并发的肛周脓肿:白血病患者伴有肛周脓肿的可占11%左右。患者局部有肿胀、疼痛(钝痛),皮色赤红、灼热,成脓后有波动感。患者全身症状常有消化系统出血、头痛、无力、发热、贫血、视力障碍等。血象检查可发现白细胞异常增多或减少,红细胞及血小板减少,骨髓穿刺细胞检查可确诊此病。

(2)糖尿病并发的肛周脓肿:糖尿病患者出现肛周脓肿时,患者血糖水平较高,局部肿胀疼痛较重,脓肿范围较大,病变多涉及两个以上的肛门象限者,局部容易发生大范围组织坏死。

(3)放线菌性肛周脓肿:多发生在肛门周围皮下或肛管直肠黏膜下,脓肿、窦道、溃疡三者常并存。脓肿脓汁稀薄,其中有硫黄色小米粒大的颗粒(菌块),患者全身中毒消耗症状重。

第三节 治疗

一、概述

肛周脓肿初起时,均应采用中西医结合的方法进行治疗。内服辨证施治之中药,并配合外治疗法、针灸疗法和积极有效的抗生素治疗,使初起的硬结或肿块消散吸收。

若肛周脓肿已形成者,当辨证施治。疮形平塌者,宜投补剂以补益其不足,使毒外出;疮形高肿者,宜清热解毒,使脏腑宣通。肛周脓肿脓成未消时,当应用托里排毒之剂,促使脓肿自溃,或及时切开排脓,千万不要"包脓养疮",致使脓肿向深部和周围组织扩散。当脓肿溃后或切开后,仍需药物外洗、湿敷及疮面换药等。

手术切开时,将原发内口一并切开,则可一次治愈肛周脓肿,若仅切开排脓,则遗留瘘管,需再次手术。

二、内治法

1.中医内治法则　根据肛周脓肿初期、中期(脓成期)、后期(溃后期)三个不同的发病阶段,将内治法相应地分为消、托、补三大法。

(1)消法:消者,消其壅也。经云:"坚者消之"。在病邪初聚、邪盛正实之际,应用消散祛邪的药物,以消除邪毒及致病因素,解除气血经络的壅滞,从而使肛周初发的硬结或肿块消散吸收，这是中医学在肛周脓肿及一切外科疾患尚未化脓时期的主要治疗方法。由于肛周脓肿多为湿热下注、热毒蕴积所致，具体治疗中应根据病邪的致病特点，患者的体质强弱，灵活应用"消法"。《外科大成·内消内托法》云："消者，灭也。初起红肿结聚之际，施行气、活血、解毒、消肿之剂……使气血各得其常，则可内消也。"《疡科纲要》说："治病之要，未成者，必求其消，治之于早，虽有大证，而可以消散于无形。壅遏则热，热胜则肿。治则内宜，使脓肿消散于无形。"

肛周脓肿发于阳者，患者初起恶寒发热，便秘溲赤，脉数有力，舌红、苔黄腻。病位表浅者，肛门外侧肿硬高突，形如桃李，红肿热痛。病变部位在肛门内侧者，肛内重坠紧闭，下气不能，刺痛如锥。少数患者邪深毒盛，病位深隐，如骨盆直肠间隙脓肿、直肠后间隙脓肿，则肛门外形无变化，只觉直肠重坠，骶尾部胀痛，肛门指检时，直肠侧壁或后壁有压痛。此期的主要病理机制是：经络阻隔，气血凝滞，不通则痛。治疗当以清热解毒利湿、消肿散结、行气活血为原则，常用方剂有仙方活命饮、五味消毒饮、九龙丹、荆防败毒散、乳香黄芪散、内疏黄连汤、清热解毒汤、竹叶黄芪汤、内消散、山甲内消散、内固清心散、琥珀腊龙矾丸、脏连丸、一煎散、止痛如神汤、内托羌活汤、龙胆泻肝汤、二妙丸、三妙丸、黄连解毒汤、保安万灵丹、双解贵金丸、蟾酥丸、黄宫除湿汤、凉血地黄汤、内消活血汤、四顺清凉饮。

肛周脓肿发于阴者，分为两种。一种以阴虚为主，证见形瘦色衰、盗汗、咳嗽有痰、低热舌红、脉濡数；另一种以阳虚为主，证见形寒肢冷、神疲倦怠、脉细无力。发于阴者，患者局部肿势散漫，皮色如常。阴虚者以养阴祛湿为主，选用滋阴除湿汤、青蒿鳖甲汤。阳虚者以补阳散寒、宣通气血为主，宜用阳和汤。

(2)托法：肛周脓肿中期(酿脓期)，脓肿逐渐形成但尚未溃破时，此期的主要病理机制是：热盛肉腐，肉腐成脓。全身症状与初发期相同或加重，局部主要表现为：病势急迫，肿势扩大，按之中软或触之应指(有波动感)。病居高位的肛周脓肿，患者常有高热烦躁，二便不通，甚至神昏谵语等热毒内攻之证。此期治疗宜促脓速溃，宜托不宜消，消则伤正，使邪毒散漫。治疗时应用透托或补托的药物，使脓肿邪毒移深就浅，早日液化成脓溃出，并使扩散的症状趋于局限，使邪气盛者不致脓毒旁窜深溃，正气虚者不致毒邪内陷，从而达到脓出毒泄、肿痛消退之目的。

透托法适用于正盛邪实，肛周脓肿尚未溃破，肿疡高起，脓根收束，色晕分明，脉症俱实者。此宜透脓托毒，常选用透脓散、内托黄芪汤、五灰散、胡连追毒丸、胡连闭管丸。

补托法适用于正虚邪盛，肛周脓肿疮形平塌，根盘散漫，难溃难腐，或坚硬不软,不红不肿,溃后流脓稀少,坚肿不消者。此宜补托透脓,补益气血,常选用托里透脓汤、托里消毒散、和气养荣汤、神功内托散、内托黄芪散。

(3)补法:肛周脓肿后期(溃脓期),脓肿已手术切开或自然溃破,这时的主要病理机制是脓毒得泄,为疡为瘘。患者全身症状减轻,脉静身凉,局部肿痛亦缓,表现为脓毒已消,正气已虚之象,此期的治法宜补托排脓,生肌敷痂。应根据气血阴阳的偏盛偏衰,根据中医“虚则补之”“损者益之”的原则,灵活掌握益气、养血、滋阴、助阳等治则。因肛周脓肿多为阳证,阳证疮疡溃后一般不用补法,如需补益,亦多在清热解毒、托里透脓的基础上,根据阴阳气血津液的盛衰,佐以补益之品。肛周脓肿溃后虚象明显者可用四君子汤、四物汤、八珍汤、十全大补汤、人参养荣汤、内补黄芪汤、异功散、托里定痛汤、圣愈汤、柴胡四物汤、地骨皮饮、知柏四物汤、三黄四物汤、补中益气汤、二神丸、加味地黄汤、参术膏、八仙膏、滋肾保元汤、滋阴八物汤、六味地黄丸、金匮肾气丸。

消、托、补三法是中医治疗肛周脓肿及外科疮疡应遵循的主要治疗原则,三大法各有其阶段性,但又是互相联系的,往往需要三法互相结合使用。临床应用时,既要根据病情的不同阶段,又要结合患者全身和局部的不同情况及病因的差异,辨证论治,灵活应用,才能取得显著效果。

2.肛周脓肿的中医辨证分型及治疗　中医辨证施治,一般是根据肛周脓肿的病因、发展变化情况等,将其分为湿热下注、肛门热毒、火毒内陷、阴寒凝滞、阴虚内热、气血两虚六型。这六个证型,有时单独出现,有时互相兼见,在辨证时可根据各个证型的特点,并注意兼证,全面分析,辨证施治。

(1)湿热下注型:

主证:肛门坠胀疼痛,红肿较重,食欲不振,渴不多饮,大便燥结或溏泄,舌质红,苔黄腻,脉濡数。

治则:清热解毒利湿。

方剂:二妙散合五味消毒饮加减。

药物组成:苍术 12g,黄柏 9g,车前子 15g,金银花 15g,紫花地丁 9g,蒲公英 15g,天葵子 12g。

用法:水煎服,每日 1 剂,分 2 次服。

加减:恶寒发热,加荆芥、防风、薄荷各 9g;热毒盛者,加黄芩、黄连各 10g;肿甚流水,加薏苡仁、茯苓各 15g,泽泻 10g。

(2)肛门热毒型:

主证:肛门局部红肿热痛,坐卧不宁,受压或咳嗽时症状加重,溃破后脓液黄稠，而带臭味。伴全身不适，恶寒发热，口渴饮冷，便秘尿赤。舌质红，苔黄，脉弦细。

治则：清热解毒，凉血祛瘀。

方剂：仙方活命饮加减。

药物组成：金银花30g，防风10g，白芷10g，天花粉15g，陈皮10g，当归15g，赤芍10g，槐角10g，乳香9g，没药9g，贝母10g，穿山甲15g，皂角刺10g，甘草6g。

用法：水煎服，每日1剂，分2次服。

加减：恶寒，加荆芥、薄荷各6g；高热口渴，加生石膏30g，知母15g；大便燥结者，加大黄（后煎）、芒硝（冲）各10g；热毒盛者，加半边莲、半枝莲各20g，黄芩、黄连各9g；脓已成按之有波动感者，加黄芪30g，山甲珠20g，川芎9g，皂刺15g。

（3）火毒内陷型：

主证：高热，身痛烦渴，神昏谵语，腹胀便秘，肛痛肿势逐渐扩散，皮色黯红，疮口干枯无脓，灼热剧痛。舌质红绛，苔黄腻或黄燥，脉洪数或弦数。

治则：清营解毒，凉血养阴开窍。

方剂：清营汤合黄连解毒汤加减。

药物组成：水牛角12g，生地15g，玄参12g，麦冬15g，黄连9g，金银花15g，连翘12g，竹叶心15g，栀子9g，丹参10g

用法：水煎服，每日1剂，分2次服。

加减：神识昏糊，加紫雪丹或安宫牛黄丸；大便秘结、苔黄腻、脉有力者，加生大黄（后煎）9g，芒硝（冲）10g；呕吐口渴，加竹茹9g，生石膏20g；阴液损伤，加鲜石斛9g；惊厥加钩藤15g，龙齿30g，茯神15g。

（4）阴寒凝滞型：

主证：肿块红热不显，隐隐作痛，局部平塌不高，病势发展缓慢，溃后脓液稀薄，肢冷畏寒，食欲不振，大便不干，小便清长，苔白滑，脉迟缓。

治则：温经散寒，和阳散结。

方剂：阳和汤。

药物组成：熟地15g，鹿角胶15g，肉桂12g，姜炭6g，白芥子15g，麻黄6g，生甘草6g。

用法：水煎服，每日1剂，分2次服。

加减：脓出而不溃者，加黄芪30g，党参15g，白术12g，山药15g，川芎6g，皂刺9g。

(5)阴虚内热型：

主证:肛门局部肿块平塌,皮色黯红或不红,按之不热,疼痛轻微,小便淋漓不畅,大便虚秘,成脓较慢,溃后脓液淡白,疮口凹陷,五心烦热,全身乏力,盗汗,舌质红,脉细数。

治则:滋阴清热,除湿软坚。

方剂:滋阴除湿汤加减。

药物组成:川芎 10g,当归 10g,白芍 10g,熟地 15g,柴胡 10g,黄芩 10g,陈皮 6g,贝母 15g,知母 12g,地骨皮 10g,泽泻 15g,甘草 6g。

用法:水煎服,每日 1 剂,分 2 次服。

加减:自汗不止,加黄芪 15g,浮小麦 18g,煅牡蛎 12g,龙骨 15g,丹皮 12g;咳嗽痰血,加沙参 12g,百合 15g,麦冬 9g,川贝母 9g。

(6)气血两虚型：

主证:局部漫肿色黯,肛门肿痛坠胀,溃后难以收口,脓水清稀,面色苍白,少气懒言,舌苔薄黄少泽,脉细数而弱。

方剂:八珍汤合黄连解毒汤加减。

药物组成:党参 15g,白术 10g,茯苓 10g,甘草 6g,熟地 15g,当归 12g,白芍 12g,川芎 10g,黄连 10g,黄柏 10g,黄芩 10g,栀子 12g。

用法:水煎服,每日 1 剂,分 2 次服。

加减:脓成不溃者,加黄芪 18g,皂角刺 9g,山甲珠 9g;气血两虚甚者,加服十全大补汤、人参养荣丸。

3.*西药治疗* 应根据不同的致病菌及药物敏感试验结果,结合临床,以消炎抗菌为主,可选用青霉素、链霉素、庆大霉素、甲硝唑、头孢曲松钠、先锋霉素等治疗,并适当补充其他增强抵抗力的药物。结核性肛周脓肿以抗结核为主,予以链霉素、异烟肼等抗结核药进行治疗。

对全身感染较重者应给予对症处理,除应用抗生素外,还应给予支持疗法,如静脉输液、补充维生素、维持电解质平衡。

若肛周脓肿患者患有糖尿病,应在治疗肛周脓肿同时加强糖尿病的治疗。

由于肛门具有特殊的局部解剖结构和特殊的致病环境,在临床实际中,应用中西医结合非手术疗法,真正能使肛周脓肿初起的肿块肿消痛去者甚少,大多数患者局部形成硬结迁延不愈,尤其是应用抗生素后,遗留的炎性硬结很难消散,一旦身体抵抗力低下,这种局限性硬结又能再次促使肛周脓肿复发。

肛周脓肿不同于其他的疮疡,它是发生于大肠谷道之末、水谷糟粕承受之地,即肠道致病菌集结地所在，致病菌多毒力强大，非人体其他部位所能比拟，故一旦感染则发病急骤，演变迅速，据临床保守统计，肛周脓肿初起至成脓，仅需 3～4d。由于病初症状不明显，患者及时就诊者少，多数患者往往在疼痛加重后方才就医，而疼痛加重多是脓已成而无出路、张力增大所致，所以在治疗肛周脓肿时切忌拘泥于消法，或汤药内服无期，或西药治疗无度。应当根据患者发病后的就诊时间、局部的检查体征及时判断是否成脓，以做出正确的治疗方案。

三、外治法

外治法是运用药物和手术或配合一定的器械等，直接作用于患者体表部位，以达到治疗目的的一种方法。在肛周脓肿治疗中，外治法占有很重要的地位，并具有独特的作用。外治法的运用，同内治法一样，也要辨证施治，根据疾病的不同发展阶段，选用不同的处方和治疗方法。现将常用的外治法归纳如下。

1.烟熏疗法　烟熏疗法是利用药物燃烧后的烟气来治疗疾病的一种方法。

本疗法流传很久，东汉的张仲景就记述了用雄黄散熏治肛门疾病，以后历代医家在操作方法、药物配制、治疗范围等方面又有所发展。在肛周脓肿治疗中应用烟熏疗法有以下几种。

(1)取桑树根或桑木枝适量，放入钵或盆中点燃吹灭取烟，用漏斗反罩，漏斗口对准肛周脓肿患处熏治，每次烘 3～4 枝，3～4 次/d。凡脓肿初起肿痛，坚而不溃者，应用此法能解毒消肿，散瘀止痛；若脓肿溃后，脓腐不脱者，可助阳气，散瘀毒，祛腐生新。若熏治后配合其他治法则效果更佳。

(2)取莨菪子 15g，韭菜子 15g，雄黄 15g，猪牙皂 15g，烤焦的驴蹄 15g，上药共为细末，用黄蜡和匀，做成弹子大小的药丸。每次取 1 丸放在瓶中，点燃后熏患部，2 次/d。此法对肛周脓肿局部肿痛，排脓不畅者有良好的作用。

(3)蛇蜕、蝉蜕各 120g，剪碎后加入白矾 60g，研碎拌匀，分成 6 份，每日取 1 份置瓷碗中，点燃后放入一木桶内，然后患者坐在桶上，取其药烟熏脓肿患处，烟尽即止。此法可缓解肛周脓肿的局部肿痛。

(4)取肉桂、炮姜、人参芦、川芎、当归各 10g，白芥子、祁艾各 30g，白蔹、黄芪各 15g，共研细末，用厚草纸卷成药捻，点燃后熏治脓肿处，每日 1～2 次，每次 15～30min。此法适用于肛周脓肿破溃后，脓腐已尽，疮面难以愈合者。

(5)取硫黄、雄黄各等份，放在铁罐中(底部留有通气孔，内盛点燃之干锯末)，烧着后取烟，让患者坐桶上熏治，每次 0.5h，每晚 1 次。此法对痔瘘肿痛均有良效。

(6)将柏树锯末或碎枝适量，与全蝎 1 个、艾叶 30g，一同碾碎，放入桶中点燃取烟，让患者坐桶上熏治。此法适用于肛周脓肿酿脓期，局部肿痛而痒，亦可用于痔疮痛痒兼并。

在应用烟熏疗法治疗过程中，应把握好温度，不要灼伤皮肤。在熏治中，被熏处往往有一层烟油，切不可擦去，切记保持时间越长，疗效越好。本疗法一般一开始见效快，以后见效较慢，此时不要中断治疗，要完成疗程。

2.熏洗疗法　熏洗疗法古代称为“溻渍法”，是将药物水煎后趁热置于熏洗架，借助药物的温热之气熏蒸肛门局部，待水温降至适当时，使局部与药液接触浸泽，是治疗肛周脓肿的一个非常重要的方法。在古代文献中，此法又称“浸渍”“坐浴”“沐浴”“温”等，不论肛周脓肿初期、成脓期、溃后期均可采用。它借助药力和热力，通过皮肤作用于机体，促使腠理疏通，脉络调和，气血通畅，从而达到治疗目的。熏洗之法还可清洁肛周，使溃后的疮口洁净，有助于疮口的愈合。

(1)祛毒汤：

药物组成：焰硝30g，瓦松、马齿苋、生甘草各15g，五倍子、川椒、防风、侧柏叶、枳壳、葱白、苍术各9g(焰硝现多以朴硝代之)。

用法：煎汤趁热熏洗坐浴，每日1～2次。

适应证：适用于痔瘘肿痛急性发作。

(2)葱归溻肿汤：

药物组成：独活、白芷、当归、甘草各9g，葱头7个。

用法：以水三大碗，煎至汤醇，滤去渣，以棉帛沾汤熏洗。

适应证：适用于肛周脓肿及痈疽初起时。

(3)荆芥方：

药物组成：荆芥、防风、蛤蟆草、透骨草、马齿苋、苏木各15g，生川乌、生草乌、生甘草各9g，金银花、连翘、苦参各12g。

用法：煎汤熏洗坐浴。

适应证：适用于肛周脓肿各期、肛瘘发炎、痔发炎及肛门部手术后水肿及感染者。

(4)洗痔枳壳汤：

药物组成：枳壳、蛤蟆草各30g。

用法：上述二味水煎后，先煎后洗，洗后搽五倍子散。

适应证：适用于肛周脓肿各期。

(5)起痔汤：

药物组成：黄连、黄柏、黄芩、大黄、防风、荆芥、栀子、槐角、苦参、甘草各30g，朴硝 15g。

用法:上药共为粗末,视症之大小,定药多少。先将一只猪前蹄用水煮至蹄软为度,将汁滤清。吹去汁上的油花,即用粗药末 30g,投入汁中。再用微火煎十几沸,滤过渣,即可用此汤淋洗局部,轻手捺尽疮口内脓,腐肉宿脓随汤而出,以净为度。再以纱布叠七八层,蘸汤敷盖患处,两手轻按片刻,纱布温再换。可流通气血、解毒、止痛、祛瘀。

适应证:适用于疮疡、肛周脓肿溃后,脓腐不脱,疼痛不止,疮口难敛者。

(6)便后洗方:

药物组成:红花、防风、川椒、五倍子各 15g,黄柏、金银花、苦参各 30g,蝉蜕 10g。

用法:水煎后,淋洗肛周脓肿患处。

适应证:用于肛周脓肿已溃流脓。

(7)硝矾洗药:

药物组成:朴硝 25g,月石 15g,明矾 10g。

用法:上药用开水冲化,先熏后洗。

适应证:适用于肛周脓肿溃后脓水淋漓、肛周潮湿者。

(8)穿心莲食醋洗剂:

药物组成:穿心莲 100g,加水 1000mL,煎煮至 50mL 左右,加入食盐 15g。

用法:先熏肛门局部,待药液温度降至 40℃时,再加入食醋 10mL,然后坐浴 15min,2 次/d。

适应证:适用于肛门肿痛。

(9)消炎止痒浴剂:

药物组成:大黄、芒硝、苍术、黄柏、苦参、五倍子、蒲公英、蛇床子、荆芥、徐长卿各等份。

用法:上药研末,每 50g 一袋。用时将一袋放入盆中,以 2000mL 沸水冲浸,先熏后洗肛门。

适应证:可用于肛周脓肿、痔发炎、痔瘘术后及其疮疡、皮肤病。

(10)鱼腥草坐浴剂:

药物组成:鱼腥草、野菊花、败酱草各 15g,五倍子 10g,虎杖、泽兰各 15g。

用法:水煎后先熏后洗患处。

适应证:适用于肛周脓肿、外痔发炎等。

(11)消肿化瘀汤:

药物组成:大黄30g,黄柏、川芎、苍术各15g,红花10g,芒硝、食盐各30g。

用法:上药共为粗末,煎汤先熏后坐浴,其药渣用纱布包裹热熨肛周脓肿局部。

适应证:适用于痔瘘发炎肿胀、肛周脓肿各期及肛门湿疹等。

(12)复方公英洗药:

药物组成:蒲公英30g,鱼腥草30g,五倍子15g,威灵仙15g,生枳壳15g,生槐角15g,净朴硝30g。

用法:上药水煎后熏洗肛门局部,然后选取田螺水汁涂之。

适应证:本法对痔瘘肿痛有良效。

(13)解毒洗药:

药物组成:蒲公英30g,苦参、黄柏、连翘、木鳖子各12g,金银花、白芷、赤芍、丹皮、生甘草各9g。

用法:水煎后熏洗坐浴肛门局部。

适应证:可用于肛周脓肿、痈疽各期。

(14)外洗方:

药物组成:马齿苋30g,石榴皮15g,五倍子15g,明矾9g。

用法:水煎熏洗坐浴。

适应证:可用于痔瘘肿痛发作。

(15)槐榆洗剂:

药物组成:生槐花15g,生地榆15g,蒲黄15g,莲蓬壳30g,朴硝15g,蒲公英30g,侧柏叶15g。

用法:煎汤熏洗。

适应证:主治肛门肿痛诸症。

(16)复方五倍子洗剂:

药物组成:五倍子30g,石榴皮30g,陈艾30g,皮硝15g,乌梅15g,明矾12g。

用法:煎煮20min后熏洗肛门。

适应证:适用于痔瘘肿痛。

(17)溃汤洗药:

药物组成:金银花、当归、白蔹各30g,苦参、黄柏、乳香、没药、煅石决明、赤芍、连翘、生大黄、生甘草各9g。

用法:水煎后熏洗患处。

适应证:用于肛周脓肿及痈疽溃后,脓腐已少,或慢性溃疡久不愈合者。

(18)马硝煎：

药物组成：马齿苋、芒硝、蒲公英各15g，甘草10g。

用法：水煎后外洗肛门局部。

适应证：适用于肛周脓肿肿痛剧烈或溃后脓水淋漓。

(19)荆防散：

药物组成：荆芥、防风、薄荷、槐花、金银花、马齿苋、地骨皮、皮硝、透骨草各30g。

用法：水煎外洗。

适应证：用于痔瘘、肛周脓肿局部肿痛。

3.药物敷贴疗法　药物敷贴是一种将药物敷在体表的特定部位治疗疾病的方法。若材料选用鲜品药物，因其自身含有汁液，只需将药物捣烂外敷即可。若药物为干品，则须将药物研为细末，然后加入适量的赋形剂，如鸡蛋清、酒、水、蜜或油脂等，调成糊状敷用。肛周脓肿初起时，宜敷满整个病变部位；当毒已结聚或溃后余脓未消，宜敷于患处四周，但不要完全涂布。敷贴应超过肛周脓肿的肿势范围。

肛周脓肿初起时可选用蒲公英、地丁、犁头草、四季青、马齿苋、乌蔹梅、芙蓉花叶、野菊花叶、七叶一支花等，功能清热解毒消肿。

用法：取上述一种或若干种鲜草药洗净，加食盐少许，捣烂敷患处。1～2次/d，使用鲜草药外敷时，一般有溃疡者不用。敷后应注意干湿度，干后可用冷开水时时浸润，不致患部干硬不舒。

(1)鲜大蒜20瓣，芒硝60g，生大黄30g，陈醋适量。大蒜、芒硝共捣烂为糊状，外敷患处，待皮肤发红时改用大黄粉、食醋调制而成的糊剂外敷患处。二者交替敷用，2～3次/d。

(2)取芙蓉叶研成细末，用蜂蜜调成糊状，外敷于肛周脓肿处。

(3)取鲜水蜈蚣全草适量，和蜜捣烂，敷于患处。

(4)取露蜂房1个，煅烧存性，研为细末，黄连粉、黄芩粉各2g，混匀，用茶油调和敷于患处。

(5)取马齿苋、野菊花、五倍子各等份研末，加入蜂蜜，调成糊状，外敷。

(6)取乌蔹梅嫩苗叶适量，红糖适量(约为乌蔹梅苗叶的1/10)，共捣烂如泥，外敷肛周脓肿患处。附注：若缺鲜乌蔹梅嫩苗叶，可改用鲜木芙蓉嫩叶、鲜千里光嫩叶、鲜垂盆草嫩茎叶或鲜白风鲜花嫩叶之一代替，收效也好。

(7)猪胆若干个，冰片适量。将猪胆剪破，取汁入广口瓷罐内，放在日光下晒稠后，再加入为其量1/10的冰片调匀，取适量涂敷肛周脓肿处。若敷后药已干燥，而肿痛尚未全消者，可换药一次。

(8)陈小粉(即洗面筋之麦面渣)若干，蜂蜜若干。将陈小粉放入铁锅内炒至焦黑结成小团时，取出冷透，研成极细粉末，用蜂蜜适量调成软膏外敷肛周脓肿患处。

(9)藤黄50g，75%乙醇300mL。将藤黄碾成粉末，放入玻璃瓶中，再倒入乙醇，塞紧瓶塞，加以震荡使之溶解。用羊毫笔或消毒棉球蘸涂患处，每日3～4次。通常涂搽后患处的红肿热痛即逐渐消失而平复(附注：如未预制此药，临时取藤黄块用淡醋或白酒磨汁涂搽亦可)。

(10)松香30g，樟脑粉12g，朱砂粉3g，大曲酒15mL。先将前3种药一同碾匀，放在瓷杯内，再加入大曲酒搅匀，隔汤蒸化，罐贮备用。取药适量涂于布上再贴敷患处。每24h换药一次，直至肿痛完全消失为止。

(11)生草乌60g，生南星9g，香白芷9g，官桂9g，炮干姜30g。共碾成极细粉，取适量用大曲酒调和如厚糊状，并敷于患处，以纱布覆盖，固定，干则更换，通常连敷数次，可以使之消散。

(12)鲜大青叶、鲜芙蓉花叶适量，捣烂外敷。

(13)黄连10g，黄芩30g，黄柏30g，大黄30g，野菊花10g。研末调蜜外敷。

(14)大田螺数个，龙脑冰片3g。将田螺洗净，用小刀挑开螺盖，放入冰片适量，并以刀尖捣戳数下，并将其直立放稳，勿使歪倒，待田螺肉溶化为液体时，取其液用。以消毒过的小楷羊毫笔蘸药液涂于痔疮上，干则频涂，直至肿痛消失。附注：如缺田螺，取蜒蚰(学名蛞蝓，俗称鼻涕虫)数条，放入小瓷杯中，加冰片适量，待其溶化后涂于痔疮上也有效。

(15)菩提露：熊胆1g，冰片0.3g。凉开水调化涂搽肛周脓肿处。

(16)如意金黄散：黄柏、大黄、姜黄、白芷各30g，川朴、陈皮、甘草、苍术、南星各24g，天花粉120g，上药共碾匀为细末，贮瓶备用。临用时用麻油调匀，外敷肛周脓肿患处。此乃阳证疮疡的最常用外敷药。

(17)五龙膏：五龙草(即乌蔹莓)、金银花、豨莶草、车前草、陈小粉各等份。以上前4味药一齐捣烂，再加上3年陈小粉，并飞盐末1g，共捣为稠糊，外敷肛周脓肿患处。若冬季无鲜草，可预采蓄下，阴干后研末，用陈米醋调敷。

(18)真君妙贴散：荞面24g，明净硫黄48g，白面24g。将以上3味药搅匀，用清水微拌成干湿得宜的薄片，微晒，阴干备用。临用时研末，用麻油调敷患处。

(19)二青散：青黛、黄柏、白蔹、白薇各30g，青露(即芙蓉叶)90g，白及、白芷、水龙骨(多年旧船油灰)、白鲜皮各30g，天花粉90g，大黄120g，朴硝30g。以上12味药共研细末，用时用蜜或醋调敷患处。

(20)坎宫锭子:京墨 30g,胡黄连 6g,熊胆 6g,麝香 0.75g,儿茶 6g,冰片 6g,牛黄 9g。以上 7 味药研末,用猪胆汁为君药,加生姜汁、大黄水浸,取汁。蘸醋各少许,制成锭。用时,用凉水磨浓,以毛笔蘸涂肛周脓肿患处。

(21)离宫锭子:血竭 9g,朱砂 6g,胆矾 9g,京墨 6g,蟾酥 9g,麝香 1.5g。上药共为细末,凉水调成锭,用时以凉水磨浓涂之。

(22)白锭子:白降丹(即白灵药)12g,银灰 6g,寒水石 6g,人中白 6g。上 4 药共为细末,以白及面打糊为锭。用时以陈醋研敷患处。

(23)蝌蚪拔毒散:寒水石、净皮硝、川大黄各等份,研成极细末,用蝌蚪水(初夏时取河中大头长尾蝌蚪,收入罐内,用泥封口,埋至秋天化成水)500mL,加入以上药末 60g,阴干再研匀,收入瓷罐内。用时以水调敷患处。

(24)二味拔毒散:明雄黄、白矾各等份。以上 2 药为末,用茶水调化,使用鹅毛蘸药涂敷。

(25)乌龙膏:木鳖子(去壳)60g,草乌 15g,陈小粉 120g,半夏 60g。上 4 味药置于铁铫内,慢火灼焦至黑色为度,研细末以凉水调敷涂患处。

(26)神效千槌膏:木鳖子(去壳)5 个,白嫩松香 120g,铜绿 20g(研细),乳香 6g,没药 6g,蓖麻子(去壳)21g,巴豆肉 5 粒,杏仁(去皮)3g。以上 8 味药合一处用石臼捣 3000 余下即成膏,用时捻成薄片,贴敷患处。

(27)铁桶膏:胆矾 9g,铜绿 15g,麝香 0.9g,白及 15g,轻粉 6g,郁金 6g,五倍子(微炒)30g,明矾 12g。以上 8 味药共为细末,用陈米醋 1 碗,于容器内慢火熬至 1 小杯,以色浓为度,离火待温,用以上药末 3g 搅入醋内,用新毛笔将其药液涂于肛周脓肿根部,可使疮根收束,不致邪毒走散。

(28)珍珠膏:青缸花 1.5g,珍珠 3g,真轻粉 30g。以上 3 味药共研极细末。用时加冰片、猪髓调搽,或用冰片、清蜜调涂,早晚各用 1 次。

(29)人中白散:人中白 60g,儿茶 30g,黄柏、薄荷、青黛各 18g,冰片 1.5g。共研细末,用时加凉水调敷。

(30)败毒化瘀散:川乌 30g,冰片 9g,生南星 9g,穿山甲 10g,皂角 8g,黄柏 15g,血竭 4g。共研细末,取适量以烧酒调敷外用。

(31)内消散:金银花、知母、贝母、天花粉、白及、半夏、穿山甲、皂角刺、乳香各 3g。用水、酒各 1 碗,煎后内服。将其药渣捣烂,加芙蓉叶细末 30g,白蜜 5 匙,用药渣调敷肛周脓肿患处。

(32)五倍子散:五倍子、车前草、轻粉、冰片。将五倍子敲一小洞,将阴干的车前草揉碎,填塞五倍子内,用纸塞孔,湿纸包煨后,取出待冷,去纸碾成细末。每 3g

加轻粉9g、冰片0.15g，研极细末，待用洗痔枳壳汤熏洗坐浴后，外敷此药。

(33)蟾酥锭：蟾酥(酒化)6g，轻粉1.5g，枯矾、煅寒水石、铜绿、乳香、没药、胆矾、麝香各3g，雄黄6g，蜗牛21个，朱砂9g。上药为末，先将蜗牛研烂，再用蟾酥合研黏稠，加入其他药末制成锭。用时以凉水磨浓，以毛笔蘸涂肛周脓肿患处。

(34)太乙紫金丹：山慈姑(洗去毛皮净焙)60g，川文蛤(又名五倍子，槌破净焙)60g，麝香9g，千金子30g，红芽大戟45g，朱砂9g，雄黄9g。上药共为细末，加糯米水调和制成锭。外用水磨涂搽肛周脓肿患处，可解毒消肿疗疮。

(35)琥珀膏：大黄60g，郁金、南星、白芷各30g。上药共为细末，用大蒜适量去壳捣烂，与上药末捣稠，加白酒一匙调匀，将此膏敷贴于肛周脓肿肿起处。此法治一切皮色不变、漫肿无头、气血凝滞之流毒，尤以未成脓者效更佳。

(36)回阳玉龙膏：草乌(炒)90g，生姜(煨)90g，赤芍(炒)、白芷、南星(煨)各30g。上药共为细末，用时以白酒调敷患处。主治阴疽疔疮，一切皮色不变、漫肿无头者，用之俱有功效。

(37)冲和膏：紫荆皮(炒)150g，独活(炒)90g，赤芍(炒)60g，白芷30g，石菖蒲45g。上药共为细末，用葱汤、热酒调匀外敷患处，痈俎之半阴半阳证，宜用此药。

(38)化腐紫霞膏：轻粉、蓖麻仁(研)各9g，血竭6g，巴豆(研)15g，樟脑3g，金顶砒1.5g，螺蛳肉(用肉晒干为末)2个。上药共为细末混匀，用时以麻油调搽。此药对诸疮内有脓而外不穿溃者尤为适用。

4.*薄贴疗法*　薄贴疗法又称“膏药疗法”，是以膏药敷贴治疗疾病的一种外治疗法。膏药是按处方将药物置于植物油中煎熬去渣，加入黄丹再煎后凝结而制成的制剂，俗称“膏药肉”。

各种膏药有其不同的药性和适应证，在使用时应根据肛周脓肿的阴阳属性及其初起、成脓、溃后的不同发展阶段灵活应用。对已溃之疮口，宜用薄型膏药，每日更换一次；对未溃的肛周脓肿，宜用厚型膏药，每2～3d更换一次，阴证肛周脓肿可每5～7d更换一次。有些皮肤过敏的患者，贴上膏药后，会出现皮肤红肿、丘疹、疱疹、瘙痒甚至溃烂，须改用他法如湿敷、熏洗、油膏、糊剂等剂型治疗。

以下介绍以薄贴疗法治疗肛周脓肿的常用膏药。

(1)太乙膏：

药物组成：玄参、白芷、当归身、肉桂、赤芍、大黄、生地、土鳖、木鳖各60g，阿魏9g，轻粉12g，柳枝、槐枝各100g，血余炭30g，黄丹1200g，乳香15g，没药9g，麻油2500g。

制法与用法：除黄丹外，将余药入油煎熬至药枯，滤去渣滓，再加入黄丹，充分搅匀成膏后备用，用时将太乙膏隔火炖烊，摊于纸上，随疮口大小敷贴患处。

功用与主治：消肿清火，解毒生肌。为阳证肛周脓肿初起及溃后常用方。

(2)千槌膏：

药物组成：蓖麻子油 120g，松香粉 120g，轻粉、铜绿、儿茶各 3g，杏仁、乳香、没药、血竭各 6g。

制法与用法：先将蓖麻子油与松香一起炖烊后，离火待温，然后再加入其他药物（均研成粉末），搅匀冷却后即成。用时摊于纱布上贴患处。另一制法是将上药（其中蓖麻子油为蓖麻仁）共捣烂成膏。

功用与主治：消肿止痛，提脓祛腐。适用于肛周脓肿及其他痈俎。初起贴之能消，成脓贴之能溃，溃后贴之能提脓祛腐。

(3)拔毒膏：

药物组成：白蔹、苍术、连翘、黄芩、白芷、木鳖子、生穿山甲、赤芍、栀子、大黄、蓖麻子、金银花、生地、当归、黄柏、黄连各 96g，蜈蚣、乳香、没药、血竭、儿茶、轻粉、樟脑、红粉各 18g。

制法与用法：先将上药 24 味中的乳香、没药、血竭、儿茶、轻粉、红粉 6 味分别研为细末，混合均匀，除樟脑外，将白蔹等 17 味药同麻油 7200g 同置锅中（或浸泡 3～10d），用文武火炸枯去渣，炼至滴水成珠时，取黄丹（2150～3050g）加入搅匀，待温后再加入樟脑及上述乳香等药粉搅匀，冷后即成，摊贴患处。

功用与主治：清热解毒，消毒止痛，活血生肌。适用于肛周脓肿的初起、成脓、溃后三期。对于未成脓者，可消散吸收；已成脓者，可使脓栓脱落脓腐脱出。

(4)朱砂膏：

药物组成：朱砂 15g，银珠 90g，铅粉 1000g，植物油 1500g。

制法与用法：先将植物油置入锅内，用文火炼 4～6h 至滴水成珠，将铅粉徐徐搅匀，炼至呈黄色，再加入朱砂、银珠搅匀，分摊在油纸上，应用时温热化开贴敷患处。

功用与主治：解毒消肿，化腐生肌。适用于肛周脓肿溃后、脓腐未祛或腐净生新之时。

(5)麝香回阳膏：

药物组成：麝香、梅片、儿茶、乳香、没药、黄连、黄柏、白芷、血竭、独角莲、自然铜、黄芩等。

制法与用法：按膏药熬法制作。用时将膏药浸入温水中片刻取出，捏成薄片，贴在患处（切忌火烤，以免炭化）。

功用与主治：清热解毒，活血生肌。适用于肛周脓肿初期和溃后期。

（6）万应膏：

药物组成：川乌、草乌、生地、白蔹、白及、象皮、官桂、白芷、当归、赤芍、羌活、苦参、木鳖子、穿山甲、乌药、甘草、独活、玄参、铅粉、大黄各15g。

制法与用法：上药19味（除铅粉外），用香油2500g，将药浸入油内。春天浸5d，夏天浸3d，秋天浸7d，冬天浸10d。入洁净锅内，文火熬至药枯。离火片刻，滤去渣，将油称准，每500g油兑铅粉250g。用桃枝、柳枝不时搅拌，以黑如漆、亮如镜为度。滴水成珠时，用薄纸摊贴。

功用与主治：清热解毒，活血消肿止痛。主治肛周脓肿初起及一切痈组诸疮。

（7）绀珠膏：

药物组成：制麻油120g，制松香500g。

制法与用法：先将麻油煎滚，入松香以文火熔化，用柳枝搅之，使之化尽。离火加细药末69g，搅匀，倒入搅拌，再以水浸之待用。

若肛周脓肿未破者，加魏香散，随膏药贴敷患处。若已成脓，再加铜青。脓肿溃后脓腐不尽时，用之也有效。

制麻油法：每500g麻油，用当归、木鳖子肉、知母、细辛、白芷、巴豆肉、文蛤（打碎）、山慈姑（打碎）、红芽大戟、续断各30g，槐枝、柳枝适量，入油锅内浸21d，煎枯去渣，取油待用。

制松香法：净嫩松香（为末）5000g，取槐、柳、桃、桑、芙蓉五样枝各2500g，锉碎，水煎浓缩过滤，水煎2次分别放置，各分5份，以初次汁一份加松香末1000g煎滚，以柳枝、槐枝搅至松香下沉水底为度，然后倒入二次汁内，趁热搅拌数十次，以不断为佳，待温时作饼。

膏内细药方：乳香、没药各15g，明雄黄12g，血竭15g，麝香3g，轻粉6g。上为细末，加入膏药内用。

（8）魏香散：

药物组成：乳香、没药、血竭各等份，阿魏、麝香各减半。研末，用时将此药加入膏药内贴敷患处。

功用与主治：活血消肿解毒。主治肛周脓肿及瘀血、肿毒、瘰疬、便血等。

（9）陀僧膏：

药物组成：密陀僧（研末）620g，赤芍60g，当归60g，乳香（去油、研末）15g，没药（去油、研末）15g，赤石脂（研）60g，苦参120g，百草霜（筛、研）60g，银灰30g，桐油1000g，香油500g，血竭（研）15g，儿茶（研）15g，川大黄250g。

制法与用法：先将赤芍、当归、苦参、大黄入油内炸枯，熬至滴水不散时加入陀僧末，用槐枝、柳枝搅至滴水欲成珠时，将百草霜细细筛入搅匀，再将其余药加入，搅匀，收入瓷盆内，以水浸之。用时以重汤炖化，薄纸摊贴患处。

功用与主治：活血祛瘀，解毒生肌。适用于肛周脓肿及其他恶疮、流注瘰疬、跌打损伤等。

(10)巴膏方：

药物组成：象皮 18g，穿山甲 18g，山栀子 80 个，儿茶（另研极细末）6g，血余炭 36g，血竭（另研极细末）3g，硇砂（另研极细末）9g，黄丹（飞）500g，桑枝、槐枝、桃枝、柳枝、杏枝各 200g。

制法与用法：用香油 2000g 将桑、槐、桃、柳、杏枝五枝炸枯，捞出后加入象皮、穿山甲、血余炭，炸化，再加入山栀子炸枯。将药渣过滤后，再将油加热至煎滚。离火少许，每 500g 油加入黄丹 300g，搅匀，用慢火熬至滴水成珠时，离火再加入血竭、儿茶、硇砂等搅融。将膏药倒入一盆凉水内，用手拌药千余次，换水数次，瓷罐收贮。用时不宜见火，须以银勺盛之，重汤炖化，以薄纸摊贴患处。

功用与主治：化腐生肌、止痛。主治肛周脓肿及一切痈疽发背、恶疮。

(11)亚圣膏：

药物组成：象皮 30g，驴蹄甲（悬蹄）40g，鸡蛋清 3 个，木鳖子 7 个，蛇蜕 6g，蝉蜕 12g，血余炭 9g，穿山甲 18g，槐枝、榆枝、艾枝、柳枝、桑枝各 100g，黄丹 600g，黄蜡 45g，麻油 1500g。

制法与用法：将上药浸泡 7d，水煎浓汁滤去渣。每净油 500g 加黄丹 210g 熬成膏，入黄蜡 15g 化匀，再加血竭 15g、儿茶 9g、乳香 9g、没药 9g、煅牡蛎 15g、五灵脂 15g，上 6 味药研成极细末，入膏药内，出火摊贴患处。

功用与主治：活血解毒，祛腐生肌。主治肛周脓肿及痈疽诸疮。

(12)绛珠膏：

药物组成：麻子肉 80 粒，鸡蛋黄 10 个，麻油 300g，血余炭 15g，黄丹（水飞）60g，白蜡 90g，血竭 9g，朱砂 6g，轻粉 9g，乳香 9g，没药 9g，儿茶 9g，冰片 3g，麝香 1.5g，珍珠 9g。

制法与用法：先将麻油炸血余炭至焦枯，加麻子肉、鸡子黄，再炸枯去渣，入白蜡融化，离火少时加黄丹搅匀，再加其他药末和匀，摊贴患处。

功用与主治：解毒祛腐，生肌止痛。主治肛周脓肿破溃后脓腐未尽时。

(13)绛红膏：

药物组成：银珠 15g。

制法与用法：上一味研末，以生桐油调摊如膏。

功用与主治：清热解毒，消肿止痛。适用于肛周脓肿已成。先用神灯照，后贴此膏，其消肿止痛作用尤佳。

(14)白膏药：

药物组成：净巴豆肉 360g，蓖麻子(去壳)360g，香油 1500g，虾蚤 5 个，活鲫鱼 10 尾，肉桂粉 1250g，乳香末 15g。

制法与用法：先将巴豆肉、蓖麻子入油内浸 3d，再将虾蚤浸 1d。临熬时入活鲫鱼，共炸焦滤去渣，慢火熬油至滴水成珠时，离火倒另一净锅内；再加肉桂粉 1250g、乳香末 15g，不时搅之，冷定为度。用时重汤炖化，以薄纸摊贴患处。

功用与主治：透脓祛腐解毒。主治肛周脓肿及诸疮肿毒、溃破流脓之症。

(15)贝叶膏：

药物组成：麻油 500g，血余炭 20g，白蜡 60g。

制法与用法：先将血余炭用麻油以文火炸化去渣，加入白蜡熔化即可。临用时摊纸贴患处。

功用与主治：祛腐生肌。主治肛周脓肿及痈疽发背、溃烂流脓之症。

(16)碧螺膏：

药物组成：松香(取白嫩者佳，为末筛过)500g，糠青 15g，胆矾末 15g。

制法与用法：先将麻油煎至滴水成珠时，入松香 500g，文火熔化，离火徐徐入糠青、胆矾末各 15g，以柳枝搅匀为度。临用时，用薄纸摊贴患处。

功用与主治：清热解毒、燥湿。适用于肛周脓肿及下部湿疮疥癣。

5.*药膏疗法*　药膏疗法是将外用药膏敷贴于肌肤以治疗疾病的一种方法，是以各种剂型的药膏、油膏、软膏等通过皮肤、黏膜的吸收作用，达到治疗目的的疗法。在肛周脓肿的治疗中，多选用气味俱厚之品，先将药物研成细末，然后加凡士林、油、蜜等赋形剂，把敷药摊在无菌纱布上，或直接制成药纱条敷贴患处，外以包扎固定。

(1)金黄膏：

药物组成：生大黄、黄柏、姜黄、白芷各 2500g，天南星、陈皮、苍术、厚朴、甘草各 1000g，天花粉 5000g。

制法与用法：共研细末，加 50%～70%凡士林，调膏外敷患处。

功用与主治：清热解毒，除湿化痰，散瘀消肿。适用于肛周脓肿及一切急性化脓性感染疾患，局部红肿热痛者。

(2)大青膏：

药物组成：大青叶 60g，乳香、没药、黄柏、生大黄、明矾、章丹、川黄连、铜绿、芙蓉叶、五倍子各 30g。

制法与用法：共研细末，加 50%～70%凡士林，调膏外敷于患处。

功用与主治：清热解毒，燥湿祛瘀，消肿止痛。适应证同上。

(3)茅茹膏：

药物组成：芙蓉叶 15g，藤黄、生南星、生川乌、生草乌各 10g，胆矾、铜绿、雄黄、硼砂各 4.5g。

制法与用法：共研细末，加 50%～70%凡士林，调膏外敷于患处。

功用与主治：清热消肿，燥湿散寒，软坚散结。适用于肛周脓肿初起及急慢性化脓性感染疾病局部有炎性硬块者。

(4)大贝止痛膏：

药物组成：大贝母 15g，白芷、生大黄各 10g，冰片、薄荷霜各 1.5g，广木香 4.5g，麝香 0.6g。

制法与用法：共研细末，用凡士林调膏，外敷于患处。

功用与主治：清热解毒，行气通络，逐瘀散结。适用于肛周脓肿局部肿块较硬者。

(5)芙蓉膏(玉露膏)：

药物组成：芙蓉叶适量，或加入生大黄、赤小豆。

制法与用法：共研细末，用凡士林调膏，外敷于患处。

功用与主治：清热解毒，消肿止痛。适应证同金黄膏。

(6)四黄膏：

药物组成：黄连、黄芩、黄柏、大黄各等份。

制法与用法：共研细末，加凡士林搅拌成 20%的软膏，外敷患处。

功用与主治：清热解毒燥湿。适用于肛周脓肿局部红肿热痛者。

(7)复方马钱子膏：

药物组成：马钱子、炒乳香、炒没药、生甘草各 10g，生麻黄 12g。

制法与用法：共研细末，加蜂蜜适量调膏外敷。

功用与主治：通经活血，消肿散结。适用于肛周脓肿及慢性炎块。

(8)大黄软膏：

药物组成：生大黄 100g。

制法与用法：加水 3000mL，煎沸 20min 后过滤，加水再煎沸 15min 过滤，将两次滤过的大黄煎出液，浓缩至 100mL，即成 100％的大黄煎出液。每 100g 凡士林加入 30mL 大黄煎出液，即成 30％的大黄软膏。用时随疮口大小摊于纱布上外敷。或制成大黄油纱条，经高压灭菌，以备换药用。

功用与主治：解毒燥湿，祛腐排脓。适用于肛周脓肿及其他急性化脓性感染溃后、脓液较多者。

(9)黄连膏：

药物组成：黄连、黄柏、姜黄各 10g，当归 15g，生地 30g，黄蜡 120g，香油 360g。

制法与用法：除黄蜡外，将其他药物入油内浸泡 1d 后，用文火熬至药枯。过滤去渣，再加入黄蜡熔化搅匀，冷后备用。用法同大黄软膏。

功用与主治：清热解毒，燥湿止痛。适用于肛周脓肿溃后及其他急性化脓性感染疾病溃后，脓液较多之时，以及烧伤，化脓性皮肤病。

(10)丹参酮软膏：

药物组成：丹参酮细粉 30g，凡士林 1000g。

制法与用法：凡士林加热熔化，待温后，加入过 120 目筛的丹参酮细粉，不断搅拌至冷即得。用时取膏摊贴于患处。

功用与主治：解毒消肿，活血止痛。适用于肛周脓肿及外科急性化脓性感染疾病的初期和溃后脓腐未净者。

(11)猫眼草膏：

药物组成：猫眼草。

制法与用法：取洁净猫眼草熬汁，滤过浓缩至流膏时为止。用时以流膏纱条敷于创面或填塞创口及窦道。

功用与主治：祛腐生肌。适用于结核性肛周脓肿溃后换药。如果肛周脓肿创面组织腐败重、分泌物多时，亦可应用。此药刺激性大，用后尤其是创面转新时，可引起疼痛。

(12)生肌玉红膏：

药物组成：当归、白蜡各 60g，白芷 15g，轻粉、血竭各 12g，紫草 6g，甘草 30g，麻油 500g。

制法与用法：先将当归、白芷、紫草、甘草 4 味入麻油内浸 3d，然后用文火熬枯去渣，次入白蜡化开，待油降温后，再入研细的血竭、轻粉搅匀，冷后即凝成膏。将此药膏均匀涂于纱布条，高压灭菌后，制成玉红膏油纱条

功用与主治：活血祛腐，解毒止痛，润肤生肌。适用于肛周脓肿溃后及其他溃疡、烧伤、脓腐未脱、新肉未生，或脓液将尽、新生肉芽组织生长迟缓者。

6.掺药疗法　将各种不同的药物研末，根据不同作用配伍成方，谓之掺药。肛周脓肿初期或溃后都可根据具体情况，选择应用消散、提脓、收口作用的掺药。它可直接掺布于创面，或黏附在纸捻上再插入疮口内，或掺布于膏药、油膏上贴敷于患处，以达到消肿散毒、提脓祛腐、生肌收口等目的。

(1)阳毒内消散：

药物组成：麝香、冰片各6g，白及、南星、姜黄、炒甲片、樟脑、冰片各12g，轻粉、胆矾各9g，铜绿12g，青黛6g。

制法与用法：研极细末，掺膏药内敷贴患处。

功用与主治：活血止痛，解毒化痰消肿。适用于肛周脓肿初起，或一切阳性肿疡。

(2)消肿散：

药物组成：荜茇30g，草乌、山柰、儿茶、甘松各15g，血竭、白芷各10g，乳香、没药、丁香各3g。

制法与用法：共研极细末，每次少许撒于膏药或软膏上，贴于患处。

功用与主治：理气散寒，活血祛瘀，解毒消肿。适用于肛周脓肿初起，肿势局限者。

(3)外敷麻药：

药物组成：川乌尖15g，草乌尖15g，蟾酥12g，胡椒30g，生南星15g，生半夏15g。

制法与用法：上药为细末，用烧酒调敷患处。

功用与主治：麻醉，止痛。适用于肛周脓肿脓已成，待切开前麻醉用。

(4)九一丹：

药物组成：熟石膏27g，红升丹3g。

制法与用法：共研极细末，每次以少许撒布创面之上。

功用与主治：提脓祛腐。适用于肛周脓肿及急性化脓性感染疾病溃后、坏死组织未脱、脓液较多者。

(5)五五丹：

药物组成：熟石膏15g，红升丹15g。

制法与用法：同九一丹。

功用与主治：提脓祛腐。其腐蚀作用较九一丹强。适用于结核性肛周脓肿脓腐未尽或慢性疮疡坏死组织较多者。

(6)九黄丹：

药物组成：乳香、没药、川贝母、雄黄、硼砂各 6g，红升丹 9g，煅石膏 18g，朱砂 3g，冰片 0.9g。

制法与用法：共研极细末，每次以少许撒布疮面上。

功用与主治：提脓祛腐，活血生肌。适用于肛周脓肿溃后疮口坏死组织较多者。

(7)追毒丹：

药物组成：红升丹、生大黄、白芷各 6g，冰片 0.6g。

制法与用法：共研极细末，每次以少许撒布疮面，或制成药捻插入疮口。

功用与主治：提脓祛腐，拔毒消肿。适用于肛周脓肿溃后脓腐较多，或已形成瘘管者。

(8)七仙条：

药物组成：白降丹、红升丹、煅石膏各等份，冰片少许。如加乳香、没药、血竭，照上药等份，并可止痛。

制法与用法：上药共研细末，米糊为条，阴干后备用。肛周脓肿溃后已形成瘘管者，可根据瘘管之深浅，插入疮口即可。

功用与主治：腐蚀管壁，拔毒提脓。适用于肛周脓肿溃后已成瘘管者。

(9)三品一条枪：

药物组成：白砒 45g，明矾 60g，明雄黄 7.2g，乳香 3.6g。

制法与用法：将白砒、明矾二药研成细末，入小罐内，煅至青烟尽白烟起，片时，约上下通红，住火。放置一夜，取出研末，约可得净末 30g。再加雄黄、乳香二药，共研成细末，厚糊调稠，挫条如线，阴干备用。应用时将药条插入瘘管内。

功用与主治：腐蚀管壁，拔毒祛脓。适用于肛周脓肿溃后日久成瘘，及痔疮、瘰疬。

(10)千金散：

药物组成：煅白砒 6g，制乳香、制没药、轻粉、飞朱砂、赤石脂、炒五倍子、煅雄黄、醋制蛇含石各 15g。

制法与用法：共研细末，少许撒于疮面上，或黏附于纸线上，插入疮中。

功用与主治：蚀恶肉，化腐。适用于肛周脓肿溃后腐坏组织、脓液多者。

(11)牛黄散：

药物组成：牛黄、煅珍珠、麝香、冰片各 0.3g，黄连 9g，煅石决明、制乳香、制没药、煅牡蛎、煅龙骨各 3g，熊胆、轻粉各 1.5g。

制法与用法:共研极细末,每次以少许撒布疮面。

功用与主治:清热解毒,提脓祛腐,活血祛瘀。适用于肛周脓肿及急性化脓性感染疾病溃后,脓腐未尽、热痛未消者。

(12)白灵药:

药物组成:煅石膏 60g,白芷、大贝母、轻粉各 9g,制乳香、制没药、冰片各 3g,薄荷霜 1.5g。

制法与用法:共研极细末,每次以少许撒布疮面,或制成药捻插入疮口。

功用与主治:排脓消肿,化腐生肌。适用于肛周脓肿及急性化脓性感染疾病溃后,脓腐未脱、肿胀热痛者。

(13)祛腐生肌散:

药物组成:乳香、没药、儿茶、煅石膏各 3g,轻粉 1.8g,煅珍珠 1.2g,象皮 0.9g,麝香、冰片各 0.6g。

制法与用法:共研极细末,每次以少许撒布疮面。

功用与主治:提脓祛腐,活血生肌。适用于疮口坏死组织将尽、脓液不多者。

(14)生肌定痛散:

药物组成:生石膏(为末,用甘草水飞 5～7 次)30g,辰砂 9g.冰片 0.6g,硼砂 15g。

制法与用法:共研极细末,取少许撒布疮面。

功用与主治:解毒化腐,定痛生肌。适用于肛周脓肿及急性化脓性感染疾病溃后,脓腐未尽、热痛未消者。

(15)轻乳生肌散:

药物组成:煅石膏 30g,血竭 15g,乳香 15g,轻粉 15g,冰片 3g。

功能与主治:活血解毒,祛腐生肌。适用于肛周脓肿及急性化脓性感染疾病溃后,腐坏组织多、红肿热痛者。

(16)生肌散:

药物组成:制乳香、制没药、煅象皮各 6g,煅石膏 12g,血竭 9g,冰片 3g,珍珠 0.9g。

制法与用法:共研极细末,每次以少许撒布疮面。

功能与主治:生肌收口。适用于疮口坏死组织脱落,脓水将尽,肉芽组织生长,以及慢性溃疡等。

(17)生肌珍珠散:

药物组成:乳香、没药、铅丹、血竭、儿茶、煅龙骨、芦荟、煅象皮、煅石决明、煅海巴各10g，煅珍珠、冰片各0.6g，轻粉3g。

制法与用法：共研极细末，每次以少许撒布疮面。

功能与主治：生肌收口。适用于疮口坏死组织脱落，脓水将尽、肉芽组织生长以及慢性溃疡。

(18)鹿茸生肌散：

药物组成：煅象皮、煅石膏各3g，煅珍珠、章丹各0.6g，血竭、轻粉、血余炭、五倍子各0.9g，煅寒水石、没药、煅甘石、煅龙骨各1.5g，牛黄、鹿茸各0.3g。

制法与用法：共研极细末，每次以少许撒布疮面。

功能与主治：生肌收口。适用于肛周脓肿溃后疮口坏死组织脱落，脓水将尽，肉芽组织生长以及慢性溃疡等。

(19)五色灵药：

药物组成：食盐15g，黑铅18g，枯白矾、枯皂矾、水银、火硝各60g。

制法与用法：先将食盐、黑铅熔化，入水银结成砂子，再入二矾、火硝同炒干，研为细末，加入水银调匀。将药末置于瓦罐内，四周以泥封固，置罐于铁架上，用木炭火炼，约过三炷香(约过3h)即成。一夜后取出，可见罐中有白色晶状的药粉。

如药色紫者，加硫黄15g；药色黄者，加明雄黄15g；药色红者，加黑铅27g、水银30g、枯白矾60g、火硝90g、辰砂12g、明雄黄9g。升炼火候方法同前。

凡升炼灵药，硝要炒燥，矾要煅枯。

应用时以少许撒于疮口，亦可和米糊为条，插入疮口中，外盖膏药。

功用与主治：提脓祛腐。适用于肛周脓肿溃后及其他痈疽诸疮溃后，余腐不尽，新肉不生之时。

7.湿敷疗法　湿敷疗法是用纱布沾取药液敷于患处，用以治疗疾病的一种外治方法。

对肛周脓肿初起，局部红肿热痛，尚未化脓者，用野菊花15g，地丁30g，蒲公英30g，芙蓉叶30g，金银花12g，加入适量水煎煮20～30min，以纱布6层浸透药液，挤去多余药液，以不滴淋为度，湿敷患处，每3～4h更换蘸药纱布1次。本法有清热解毒、消肿止痛之功。

若肛周脓肿自溃，或切开排脓之后，可用大黄12g，金银花12g，虎杖15g，黄柏12g，黄连9g，黄芩12g，加水1000～1500mL，煎煮30min，待凉后以4～6层纱布浸透药液湿敷患处，每1～2h更换蘸药纱布1次。本法有解毒消肿、清洁创口之功，对于痈疽疮疡溃后疼痛不止、疮口脓性物多者均有消肿止痛、控制感染的作用。

取硫黄15g，雄黄15g，艾绒500g，前2味为末，同艾绒入水煎，待水将干时，取出艾绒，捣烂湿敷患处。适用于阴疮黑陷不痛者。

湿敷疗法是在中草药捣烂外敷患处及“浸渍疗法”的基础上发展演变而来的。它以药物煎汤浸渍患部，使疮口洁净、清热解毒、活血消肿，从而达到治疗目的。在肛周脓肿的治疗中可根据病情，灵活辨证用药。若配合中药内服及其他外治法，则疗效更佳。

中药水煎湿敷，不仅能使中草药成分直接作用于患处，而且疗效可靠，一般湿敷 1～3d，可使肿消痛减，创口脓腐减少，促进新生组织生长。

8.药筒疗法　药筒疗法是药物与竹筒同煎，乘热急覆疮上，利用其负压吸力及药物的共同作用吸取脓液毒水而达到治疗目的的一种疗法。本疗法又被历代医家称为“竹筒吸毒方”“药筒拔法”。

先取鲜菖蒲、羌活、独活、紫苏、蕲艾、白芷、甘草各 15g，连须葱 60g，用清水 3000mL 煎数十滚，待药液浓备用。再取鲜嫩竹数段，每段长 23cm，径口 4.2cm，厚约 0.3cm，一头留节，刮去青皮，靠节处钻一小孔，以杉木条塞紧，投入药水内煮数十滚(药筒浮起则用物压住)。如疮口小可用拔火罐筒。将药水锅放在患者床前，捞起药筒，倒去药水，乘热迅速覆盖在疮口上，按紧片刻，药筒则自然吸住，待药筒转温，拔去木塞，其筒自落。每天可拔 1～2 筒或 3～5 筒。若肛周脓肿肿痛不消，或肿势继续扩大，脓毒依然不能外出者，第 2 天仍可以吸拔，并连用数天。

凡脓肿患处坚硬散漫不收，脓毒不得外出者，可应用此疗法，每日 2～3 次，连用 5～7d，可以聚毒消肿、拔毒泻热。

治疗后检视筒内拔出的脓血，若色红黄、鲜明质稠，则预后较好；若为败浆稀水、气秽黑绿者，则预后较差。

本疗法借助药力与筒管的负压吸力，以宣通气血，拔毒泻热，从而达到脓毒尽出而愈的目的，还能减少挤压之痛苦，避免了因脓毒不得外出而引起邪毒内攻的弊端。

9.药线疗法　药线疗法又称“药捻疗法”“纸捻疗法”，是用桑皮纸、丝棉纸蘸药或内裹药物后，插入病变部位，用来引流、祛腐，以治疗病变部位较深、排脓困难的疮疡瘘管，对肛周脓肿溃后，疮口小，脓水不易排出者，有换药方便、患者痛苦较小的优点。

方法：以丝棉纸或拷贝纸裁成宽窄长短适度的纸条，将其拧绞成大小、长短不同的药捻备用。药线有外蘸药物及内裹药物两类。外蘸药物法有两种：一种是将搓成的纸线，临用时蘸上少量油膏，或用水湿润，蘸上药末后插入疮口；另一种是预先用白及汁与药末和匀，黏附在药线上，候干存储，随时取用。外蘸药物一般多用含有升丹成分的方药,取其提脓祛腐之功。内裹药物法是将药物预先放在纸内,裹好搓成纸捻备用。内裹药物与外蘸药物大致相同。

肛周脓肿成脓后,可自行穿溃,亦可刀溃排脓。若疮口过小,排脓不畅者,可应用纸捻药线沾上有祛腐排脓作用的五色灵药插入破溃处,5～7d 后改用九一丹药线插入疮口。药线应插至内口,待脓腐净后,可停用药线,几天后可生肌收口愈合。

置于肛周脓肿溃口的药线,深度要适宜,随着创口从内向外逐渐愈合,药线的插入深度也应由深而浅。外用药物应与局部病变相应,若脓腐多,提脓祛腐药要加重,插药时间可适当延长;若脓腐少,提脓祛腐药要减量,插药时间要相应缩短。手捻制成的药线,高压蒸气消毒后方可使用,以防继发感染。

四、手术疗法

肛周脓肿发生以后,应尽早应用中西医结合的方法治疗,使之消散吸收,肛周脓肿热腐成脓后,抗生素的使用不应作为首选治疗方案,应尽早切开排脓,千万不要"包脓养疮",致使脓肿向深部和周围组织蔓延扩散。切开时要选择波动明显的部位,做与肛缘呈放射状的切口,切口要大,并经切口分离间隔,使多房性脓腔变成一个较大的整体,便于脓液引流,使其引流通畅。每次大便后,用中药熏洗或湿敷局部,然后应用中药(做成油纱条)或凡士林油纱条换药,确保引流彻底,促其愈合。对全身性感染中毒症状轻,脓肿局限,无明显急性炎症浸润,部位在肛提肌以下者,找到原发感染病灶后,手术时可将脓肿及内口一并切除,或部分切开与部分挂线,这样可一次治愈,不遗留肛瘘。

对部位深在的肛周脓肿,尤其是肛提肌以上的脓肿或马蹄形脓肿,当患者有明显全身感染症状、脓肿的周围炎症浸润严重、找不到可靠的感染内口时,只宜分次手术,即先行切开排脓,待炎症消退、病灶局部纤维化形成肛瘘后,再做一次肛瘘手术。一般切开排脓后两个月就可以再行二次手术。

对于急性白血病或不能控制的慢性白血病并发的肛周脓肿,不可广泛切开引流,以免造成大片坏死引起不易控制的败血症和出血,应给予抗生素对症治疗,待病情缓解或得到控制后再切开引流。

1.低位肛周脓肿切开引流术

适应证:肛周皮下脓肿,肛门后深、浅间隙的脓肿。

术前准备:备皮,作普鲁卡因皮试,嘱患者排净大便,便后洗净肛门。术前半小时肌肉注射苯巴比妥钠、阿托品。

体位:侧卧位、骑伏位、截石位均可。

麻醉:局部浸润麻醉、腰俞穴麻醉、骶管麻醉均可。

操作:取适当体位,肛周皮肤消毒,铺手术巾。麻醉成功后,用1‰新洁尔灭消毒肛内。用手指探查脓肿的部位、大小及脓腔的中心位置。在脓肿波动最明显处作一放射状切口,切口长度与脓肿大小相适应,切至皮下。然后用血管钳探入脓腔,扩大创道可见脓液流出。如脓液多,脓腔大,可用食指探查脓腔,将脓腔的间隔分离,使其引流通畅,修剪创缘,创口内放置大黄油纱条或凡士林油纱条,外敷无菌纱布包扎固定。

术后处理:患者适当休息,普通饮食,忌食刺激性食物,手术当天不解大便,次日起可每日大便1次,并保持大便通畅。便后应用"祛毒汤"或其他类似中药熏洗坐浴肛门局部,也可应用1:1000高锰酸钾外洗,以及花椒水、盐水坐浴,每日换药。

脓肿切开后,脓水逐渐减少,但由于原发内口,即原发感染的肛窦处未予清除,细菌及粪便还会引起感染,因此虽然脓水逐渐减少,脓腔缩小,但切口处不愈,日久形成肛瘘,此时再行肛瘘手术方可根治。

2.低位肛周脓肿一期切除术

适应证、术前准备、体位、麻醉方法与低位肛周脓肿切开术相同。

操作:患者取一定体位,肛周皮肤常规消毒,铺手术巾。麻醉成功后,以碘伏或洗必泰棉球消毒肠腔,用手指探查脓肿的部位及原发病灶。用肛门拉钩暴露肛内,轻轻压迫脓腔,可见脓液从内口流出即可判断此处为原发感染的肛窦处。用隐窝钩钩探原发感染病灶,探查隐窝是否加深加大。找到原发感染病灶后,沿着隐窝钩与肛门作垂直切开,切开后继续向肛外延长切口,并切断部分内括约肌,修剪脓腔边缘皮肤,使其引流通畅,充分止血,用干纱布轻轻擦净脓腔底部的坏死组织,或用生理盐水冲洗脓腔,创面填塞凡士林油纱条,无菌纱布包扎固定。

如不易找到肛内原发感染的隐窝,可按肛周脓肿切开排脓术先切开脓肿,排脓后,从脓腔内插入圆头探针,探针沿脓腔在内口处翻出,然后沿探针切开内口,修剪皮缘,充分止血,用干纱布擦净脓腔底部的坏死组织,肛内填塞凡士林油纱条,外敷无菌纱布包扎固定。

术后处理:患者适当休息,普通饮食,忌辛辣刺激性食物。术后当日不解大便,次日起每日大便1次,并保持大便通畅。便后用中药"祛毒汤"或其他类似中药外洗,或用1:1000高锰酸钾坐浴熏洗。每日用生肌玉红膏或凡士林纱条换药至创面痊愈。术后酌情应用抗生素。

3.坐骨直肠窝脓肿切开引流术

适应证：一侧或左右相通的坐骨直肠窝脓肿。

术前准备：备皮，普鲁卡因皮试，术前禁食一餐(若用局部麻醉剂则术前不必禁食)。术前解净大便，或术前 2h 用温生理盐水灌肠 1 次，解净大便后坐浴 1 次。术前 30min 肌肉注射苯巴比妥钠 0.1g。

体位：侧卧位、俯卧位、骑伏位均可。

麻醉方法：骶管麻醉、蛛网膜下隙阻滞麻醉、局部浸润麻醉等方法中选择其中一种即可。

操作：取一定体位，肛周皮肤消毒，铺手术巾，麻醉后用 1‰新洁尔灭消毒肛内，食指探查脓肿的大小和部位高低。根据脓肿位置，结合脓肿波动明显部位和原发感染病灶的可能位置，作一放射状切口，切口应距肛缘 2.5cm，切口长度与脓腔大小相适应，食指插入肛内，用血管钳钝性分离切口，进入脓腔，使脓液外溢。当脓液排出后，术者用食指探查脓腔，分离纤维间隔，但不要用力过大。为保持引流通畅，适当切除切口皮缘或皮下组织，亦可作“T”形刀口，要注意脓腔大小与排出的脓液多少是否相称。如果脓腔小，脓液多，应考虑邻接间隙内有否蓄脓，并与此间隙相通。排脓后，用凡士林油纱条填塞脓腔，外敷纱布，丁字带加压包扎，可行两侧切开，对口引流法。

术后处理：患者平卧休息或体位根据麻醉方式而定。普通饮食，忌食辛辣等刺激性食物。术后 24h 方可解大便，每次便后用中药熏洗剂(祛毒汤或其他方药)熏洗肛门。术后每日换药 1 次。若术后疼痛，可给予止痛剂，并酌情补液，术后应用抗生素或辨证内服中药。

由于坐骨直肠窝左右相通，一侧的坐骨直肠窝脓肿如不及时切开排脓，极易向对侧坐骨直肠窝扩散，形成双侧脓肿，切开排脓炎性反应消退后多遗留蹄铁形肛瘘。

4.骨盆直肠间隙脓肿切开引流术

适应证：一侧或两侧骨盆直肠间隙脓肿。

体位：侧卧位、俯卧位、截石位均可。

麻醉方法：骶管麻醉、蛛网膜下腔阻滞麻醉、硬膜外麻醉均可。

操作：患者取一定体位，消毒肛周皮肤，麻醉成功后，肛周重新消毒，并用 1‰新洁尔灭棉球消毒肛内，铺手术巾，将食指插入肛内，探查脓肿的大小、部位，并以食指作引导，将穿刺针从肛缘刺入，边抽吸，边前进。得脓后，针头留在原位，作为切开的标志。顺着穿刺针，与肛门括约肌垂直作一放射状切口，切开皮肤、皮下组织。改用血管钳，在食指引导下，顺着穿刺针向深部作钝性分离，当遇有阻力感的肛提肌时，小心穿过，进入脓腔。分开血管钳，扩大肛提肌创口，退出血管钳即可见脓液外溢。然后食指插入脓腔，分离纤维间隔，扩大创口，便于引流通畅。根据脓腔大小、位置用电刀切开创口外侧深部组织，充分引流，修剪创口外面皮缘，彻底止血。脓液流尽后，用橡皮管放在脓腔的顶部引流，用凡士林油纱条，有次序地填塞脓腔，记清填塞的油纱条数，以防遗漏形成异物。如发现对侧也有脓腔，可用另一橡皮管引流，或以上法同样切开排脓。

术后处理：患者卧床休息或根据麻醉方式而定。普通饮食，忌食刺激性食物。24h后方可解大便。每次大便后用中药熏洗剂(祛毒汤、痔疮消或其他方药)熏洗肛门一次。从术后第2日开始，分批抽出创口纱条，2天抽完。根据引流脓液多少，24～48h拔出引流管，以后每隔2～3d用利凡诺溶液甲硝唑冲洗脓腔1次，每天换药。应根据患者全身情况，辨证内服中药，应用抗生素。深位脓肿，切口长度以保持引流通畅为度，引流纱条不宜填塞过紧，以防止厌氧菌感染。

骨盆直肠间隙脓肿属深部脓肿，位于肛提肌以上，一般不能一次切开，不然易造成肛门失禁，多先切开引流，然后按高位肛瘘处理。

5.直肠后间隙脓肿切开引流术

适应证：骨盆直肠间隙炎性反应没有向直肠两侧扩散。

术前准备、体位、麻醉方法与骨盆直肠间隙脓肿相同。

操作：取适当体位，肛周皮肤消毒，铺手术巾，麻醉成功后消毒肠腔。肛内指诊探查脓肿的大小、部位、深浅。根据指诊，先在肛门后正中作一纵形切口，切口约距肛缘1.5cm。在左手食指的导引下，用血管钳作钝性分离，穿过肛尾韧带(或从尾骨韧带两旁分离)，进入脓腔。分开血管钳，脓液流出后，改用食指分离、扩张肛尾韧带和脓腔，使其引流通畅。扩大和修整创缘皮肤，彻底止血。脓腔内填塞引流管或凡士林油纱条，丁字带加压包扎。

术后处理：与骨盆直肠间隙脓肿相同。

6.直肠黏膜下脓肿外引流术

适应证：近齿线低位黏膜下脓肿。

术前准备：肛周皮肤备皮，普鲁卡因皮试，术前排尽大便，或肛门纳入开塞露，解大便后肛门坐浴。术前禁食1餐(局麻可不必禁食)。术前30min肌内注射苯巴比妥钠0.1g。

体位：俯卧位、截石位或侧卧位。

麻醉方法：骶管麻醉、蛛网膜下隙阻滞麻醉或局麻均可。

操作：取一定体位，肛周皮肤消毒，铺手术巾，麻醉下消毒肠腔。食指探查脓肿部位，用肛门拉钩拉开肛门，暴露出黏膜下脓肿。用电刀（或刀）从脓肿的顶部向最低部切开黏膜。擦去脓液，继续向外延长切口，如能找到感染的内口可一并切开。切开肛管皮肤，至肛缘外侧 1～2cm，清除脓腔的坏死组织。修整创缘皮肤，止血。脓腔内及创口用油纱条填压，外用敷料包扎。

术后处理：患者适当休息，普通饮食，忌食辛辣等刺激性食物。术后 24h 方可解大便。便后用祛毒汤或痔疡消中药熏洗坐浴，每日 1 次，换药每日 1 次至创面痊愈。术后疼痛给予止痛剂，酌情应用抗生素。每隔 5～7d 肛门指诊 1 次。

7.直肠黏膜下脓肿内引流术

适应证：高位黏膜下脓肿（脓肿在肛管直肠环以上）。

术前准备：肛周备皮，普鲁卡因皮试，术前禁食 1 餐。术前排净大便，必要时温盐水灌肠，排便后肛门坐浴。术前 30min 肌内注射苯巴比妥钠 0.1g。

体位、麻醉方法同直肠黏膜下脓肿外引流术。

操作：患者取一定体位，肛周皮肤消毒，铺手术巾，麻醉下消毒肠腔。食指插入直肠探查脓腔。用肛门拉钩拉开肛门，用穿刺针穿刺脓腔。抽得脓后，保留针头，送脓液检查培养。沿针头用电刀（或刀）纵行切开直肠内脓肿最膨隆处。排脓后如无出血，食指轻轻探查脓腔，用小纱布擦净脓腔内坏死组织，或用生理盐水冲洗脓腔。如有出血，应结扎出血点后再用凡士林油纱条填塞脓腔。

术后处理：适当休息，或根据麻醉方式而定。流质饮食 1d，软食 1d，以后改为普通饮食。术后第 2 日可解大便，必要时用缓泻剂。便后用祛毒汤或痔疡消中药熏洗坐浴。术后第 2 日换药，用洗必泰痔栓 1 粒纳入肛内，隔日在肛门镜下冲洗脓腔 1 次，然后用油纱条换药。定期作肛门指诊检查脓腔，酌情应用抗生素或辨证服用中药。

8.马蹄形脓肿切开引流术

适应证：蹄铁形肛周脓肿。

术前准备、体位、麻醉方法同坐骨直肠窝脓肿。

操作：患者取适当体位，肛周皮肤消毒，铺手术巾，麻醉成功后消毒肛内。在肛门两侧约距肛缘 2.5cm 处或脓肿波动最明显处，由前向后作弧形切口，保留肛门后间隙，用止血钳插入脓腔，扩大切口。脓液排出后，术者再用两手食指插入两侧脓腔及与两侧脓腔相通的肛门后间隙中，钝性分离纤维间隔，确保引流通畅。排脓后以凡士林油纱条置于两侧脓腔内作对口引流。

术后处理：患者适当休息或根据麻醉方法而定。普通饮食，忌食辛辣刺激性食物。手术当日控制排便,第 2 日后每日排便 1 次。便后用祛毒汤或痔疡消中药熏洗坐浴,创面用油纱条引流,保持引流通畅。若术后疼痛,应给予镇痛剂。为控制炎症蔓延,可给予抗生素或辨证服用中药。

9.脓肿一次切开挂线术

适应证:深部肛周脓肿,如肛窦感染而致的坐骨直肠窝脓肿、骨盆直肠间隙脓肿、肛门后脓肿及蹄铁形脓肿。浅部脓肿亦可应用此法。

体位:俯卧位、侧卧位、截石位均可。

麻醉方法:蛛网膜下腔阻滞麻醉、骶管麻醉均可。

操作:患者取适当体位,肛周皮肤消毒,铺手术巾。麻醉成功后消毒肛内。用肛门拉钩暴露患处,压迫脓腔使脓液自内口溢出。内口找到后,于脓液波动明显处,或穿刺抽脓指示部位,作放射状切口、弧形切口或多切口,充分排脓后,以食指分离脓腔间隙。然后用双氧水或生理盐水彻底冲洗脓腔,修剪切口并扩大成梭形。然后以球头探针自脓肿切口探入并沿脓腔底部轻柔地探查内口,另一食指伸入肛内引导协助寻找内口。探通内口后,将球头探针头部拉出,以橡皮筋扎于探针球头部,通过脓腔拉出切口,将内口与切口之间的皮肤组织及皮下组织切开,拉紧橡皮筋,紧贴皮下切口用止血钳夹住,在止血钳下方用粗丝线收紧橡皮筋,并以双重结扎之,然后在结扎线外 1.5cm 处剪去多余的橡皮筋,松开止血钳,用凡士林油纱条填压创面,外敷无菌纱布包扎固定。

术后处理:卧床休息,普通饮食,术后第 2 天可解大便,保持大便通畅,一日一行。便后用中药熏洗坐浴,每日换药。橡皮筋挂线一般约 7～10d 自行脱落,10d 不脱落者,可酌情紧线,即用弯血管钳夹住挂线的橡皮筋,使之绷紧,以丝线结扎固定。若 2 周后橡皮筋挂线仍未能脱落,可用剪刀剪开残留组织,创口必须保持引流通畅,使新生肌肉从基底部向上生长。为防止创口浅表组织过早粘连而形成假愈合,换药时须将油纱条掺上提脓祛腐药松嵌于创口中。

若用药煮丝线、医用丝线、纸裹药线挂线,每隔 3～4d 挂线即发生松弛,需收紧一次,直至将所挂的组织剖开为止。

挂线疗法是中医学的传统治疗方法之一,早在明代已被采用,此后至今均被重视并有所发展。如《古今医统》有芫根煮线挂破肛窦的记载,清代《医门补要》中专列痔瘘挂线法"用细铜针穿药线,右手持针插入漏管内,左手执粗骨针(要圆秃头镌深长槽一条,以便引线)插入肛门内,钩出针头与药线,打一抽箍结逐渐抽紧,加纽扣系药线稍坠之,七日管割开,掺生肌药,一月收口。"记载了挂线疗法的具体操作方法及治疗过程。随着挂线疗法的发展,所挂之线由药制丝线、纸裹药线、医用丝线,发展到挂橡皮筋线。由于橡皮筋具有自然弹性,通常一次扎紧即可逐渐剖开,故目前多采用橡皮筋挂线。

若将线用药泡制做成药线,有腐蚀组织、杀菌、止血、止痛作用。药线制法如下:将大黄、黄柏、白芷、大戟、芫花、地榆、防风、甘遂、血竭、巴豆、连翘、茯苓、银花各9g加水1400mL,用砂锅煮沸30min,将水倒出。另加水700mL,煮沸20min。将两次煮好的药水混合,用纱布过滤,放于砂锅中。再将花蜘蛛15个放于乳钵内并将丝线放于花蜘蛛上面研磨,使磨碎花蜘蛛的浆液染透丝线。再将丝线放于砂锅内药水煮5～10min,取出晒干,干后再煮再晒,直到药水将尽时,将密陀僧30g,京墨、乳香、没药各15g同时放入砂锅再煮,约5min药尽,取出丝线晒干,即制成药线,盛于瓶中备用。

本疗法的治疗机制,是依靠挂线的紧箍作用,使挂线结扎的远端组织因缺血而逐渐坏死;挂线又恰好起到了引流作用,使分泌物和坏死组织液沿着挂线引流排出,从而保持了引流通畅,防止发生感染。这种逐渐收紧剖开管道的方法,尤其适宜于深部肛周脓肿的一次性根治手术。对于部位较深的肛周脓肿,其内口多位于肛管直肠环之上,若采用切开手术,势必损伤肛管直肠环而引起大便失禁。若采用切开挂线术,可使脓腔在逐渐地剖开过程中,基底创面也逐渐愈合,肛门括约肌虽然被切断,由于断端已被粘连固定,而不产生回缩与移位,故愈合后瘢痕小,不致引起肛门失禁。

10.一次切开引流法

适应证:肛门皮下脓肿、肛管后脓肿及黏膜下脓肿。

体位:侧卧位、俯卧位、骑伏位均可。

麻醉方法:可选择骶管麻醉或局部麻醉。

操作方法:麻醉成功后,经肛门指检确定脓肿的范围及其引流通畅的部位(一般在脓肿的顶部),在此部作以肛门为圆心的放射状切口,切开皮肤及皮下组织,敞开脓腔,放尽脓液。这时医者可将一食指伸入肛管,另一手持细探针探入脓腔,仔细寻找内口,一般细探针能由内口处自然伸出,注意用力要轻,以免造成假道。

若内口不明显,可将可疑的肛窦作为内口处理。在不损伤肛管直肠环的原则下,沿探针作放射状切开,切开脓腔与内口之间的组织,并将切口略向肛窦上方延长,使其成为平坦创口。

切开时如有出血,可结扎止血。伤口开放引流,修剪创缘,使其光滑,以利于引流通畅。患者术后控制排便48h,便后用1∶5000高锰酸钾溶液坐浴,换药直至痊愈。黏膜下脓肿在麻醉后用内窥器伸入直肠,显露脓肿,用手术刀作纵形切口,切开脓肿排出脓液，放凡士林纱布条引流。为不使脓液淤积，根据脓肿位置，必要时可扩大切口，使引流通畅。若有出血，可用结扎、电凝法止血。创面渗血时可用明胶海绵压迫止血。术后保持大便通畅，每日更换引流条，内服及坐浴清热消炎药物。

11.直肠内壁挂线术

适应证：直肠后间隙脓肿、骨盆直肠间隙脓肿、高位马蹄形脓肿、直肠黏膜下脓肿。

体位：俯卧位或截石位。

麻醉方法：骶管麻醉或蛛网膜下腔阻滞麻醉。

操作：麻醉成功后，直肠指诊探查脓肿的部位、范围及原发内口。一般原发内口位于脓肿下方的肛窦，感染的肛窦可有硬结、凹陷、溢脓、腺口粗等特点。用二叶肛镜扩肛，暴露确定内口，取小弯止血钳从肛窦腺口平行刺入肌间沟下面的中央间隙，然后沿括约肌间隙上行入脓腔。进入脓腔后有落空感并有脓汁流出，边退边扩撑创道。换大止血钳充分扩撑创道至插入食指为度，食指插入脓腔并剥离打开脓腔间隔，用刮匙刮除腐败组织。确定脓肿位于腹膜反折部位以下后，在脓腔顶部对着肠腔用止血钳凿洞，夹住递入直肠的橡皮筋拉入脓腔并经创道退出肛外，上下两端橡皮筋拉紧后结扎，弹性回缩后，橡皮筋余端留置肛缘，供再次紧线用。控制橡皮筋在10d左右脱线。便后经肛门填塞纱条。

直肠内壁挂线术是将中医学的挂线机制和现代医学Shafik肛肠解剖生理新概念相结合的疗法，仅利用挂线弹力作用，慢性切割脓肿的肠壁面，切口长而安全，引流充分。本术式具有早期治疗，一期根治的优点。挂线仅切割直肠壁，避开肌束，因此也是目前最理想的无损伤术式。

12.肛周脓肿一期根治术

适应证：皮下脓肿、括约肌间脓肿、直肠黏膜下脓肿、直肠后间隙脓肿、坐骨直肠窝脓肿及蹄铁形脓肿。

体位：俯卧位、截石位或侧卧位。

麻醉方法：骶管麻醉、蛛网膜下腔阻滞麻醉或局麻。

操作：麻醉成功后，于脓肿波动明显处或穿刺抽取脓液处，做与肛门呈放射状切口，切口以容纳食指为宜。用食指探查脓腔，分离脓肿纤维隔膜，放出脓液减压后，左手食指伸入肛内齿线上作引导，右手持圆头探针由切口探入，针指结合，动作轻柔，多方位寻找感染的内口，一般很容易找到。若无明显内口，可在针指之间最薄弱处穿出，然后沿探针切开，将探针出口修剪成上宽下窄状，填塞油纱布引流条。

如肛缘处脓腔很大，引流不满意时，可在距切口较远的脓腔边缘再切一口，置入一定的引流物，以便更好地引流。对通过直肠环以上的脓肿，除以上操作外，再把直肠环下缘做部分切开，便于环以上脓肿的引流。

术后处理：术后给予抗生素和甲硝唑静脉输注。每日便后用1∶5000高锰酸钾溶液坐浴，换药至切口完全愈合。

注意事项：手术成功的关键有两点，其一是要彻底切除感染的肛腺和内口。根据所罗门定律（经肛门两侧坐骨结节画一横线，如外口在肛门前方，距肛门缘4cm以内，肛瘘内口常在齿状线与外口相对；如外口在横线后方，瘘管多数向后弯曲，内口常在肛管后部正中齿状线上），以食指在肛内作引导，探针由外口缓慢探入，大多数内口容易找到，对部分内口闭塞者，应轻柔地多方位寻找，在针指间最薄弱处至脓肿顶端穿出，因此类内口定位不十分准确，故修剪内口时应将内口左右的肛腺一并切除，尤其是内口周围的瘢痕及硬结节。其二是要彻底切开脓腔，引流要通畅。对脓腔过大（如直肠后间隙脓肿、坐骨直肠窝脓肿和蹄铁形脓肿）者，除切除内口外，还要在脓腔距切口较远的部位再切开，以形成对口引流，使脓腔纤维隔膜全部敞开并与切口相通。对较大的脓肿，一般以直肠环为界，形成上下相通呈哑铃状，对此类脓肿，在直肠环下缘切开1/2，以扩大环以上脓液的引流，此方法可避免术后大便失禁。

13.放射状多切口引流术

适应证：单、双侧坐骨直肠窝脓肿、骨盆直肠脓肿合并直肠后间隙脓肿及肛管后深间隙脓肿。

体位：俯卧位或侧卧位。

麻醉方法：腰麻或骶麻。

操作：麻醉后根据脓肿范围在肛周距肛缘2cm选2～5处作放射状切口，切开皮肤、皮下组织进入脓腔。切口长度视脓腔大小而定，脓腔大则长，脓腔小则短。以食指或刀柄进入脓腔分开各脓腔间隔，使各引流口互通。在后侧齿状线处寻找内口或可疑肛窦，与后侧脓腔一并切开。彻底清除感染肛窦、肛腺及肛腺导管。切口应暴露肛管后浅、深间隙及直肠后间隙，达到充分引流的目的。若脓肿属高位，亦可在后侧肛门括约肌上挂线。以1%～3%双氧水、0.5%甲硝唑液或生理盐水冲洗脓腔，以凡士林纱条或甲硝唑液纱条置脓腔引流。术后每日冲洗，换药直至痊愈。

该术式不切断肛门括约肌，切口在括约肌外缘，对肛门皱皮肌、肛周神经、血管损伤也小，愈合后瘢痕小，且呈放射状，不会引起肛门变形、失禁。该术式操作也较简单，可一次性治愈复杂性脓肿。

五、针灸疗法

1.针法

(1)毫针刺法:

①取穴:

主穴:百会、大肠俞、关元俞、次髎、长强、二白、承山。

配穴:足三里、上巨虚、三阴交。

②刺法:

百会:向后方平刺 0.5～C.8 寸,捻转法行针,用平补平泻法。

大肠俞、关元俞、次髎、承山:直刺 1～2 寸,提插或捻转法行针,用泻法。

二白、足三里、上巨虚、三阴交:直刺 1～1.5 寸,提插或捻转法行针,用泻法。

长强:使针尖紧靠尾骨前面,向上斜刺 1～2 寸,提插或捻转法行针,用泻法。应使患者感到肛门部有酸、麻、胀感或电刺激感。此穴针刺时应注意避免深刺,否则,易伤及直肠。

③留针时间:一般为 20～30min,每日 1 次,5 次为 1 疗程。

④方义:百会属督脉,督脉出于会阴,取百会刺之,可通达督脉之经气,为下病上取之法。大肠俞、关元俞、次髎、承山均为足太阳膀胱经之腧穴,大肠俞为大肠之背俞穴,膀胱经之别行经脉络于肛,用泻法深刺诸穴,能疏导膀胱经气而消瘀滞除痈肿。长强为督脉之络穴。

(2)电针疗法:

①取穴:

主穴:次髎、会阴。

配穴:承山、飞扬。

②刺法:每次各选一主穴和一配穴作为一组治疗穴位。在针刺穴位后,患者有了“得气”感以后,将主刺激电极(负极)接于主穴,另一电极(正极)接于配穴。一般一对电极取同侧肢体的穴位连接。先将输出电位器调至“0”位,检查电极连接无误后,打开电源开关,选择波形,可选用密波(即连续波的快频波)或疏密波。缓慢调高输出电流,当电流达到一定强度后,患者即感到电针刺激部位有麻刺感,这时的电流强度为“感觉阈”。如果电流强度再增加,患者就会突然感到刺痛,能够引起刺痛感的电流强度为“痛阈”。一般情况下,“感觉阈”和“痛阈”之间的电流强度是最适宜的治疗刺激强度,但此范围比较狭窄,应仔细调节寻找。超过“痛阈”的电流刺激,患者难以接受,所以应以患者能够忍受的最大刺激强度为宜,如果只需一个主

穴进行电针刺激，可把主刺激电极（负极）置于主穴的针柄上，另一电极（正极）则可接在一块小铝板上，外包几层湿纱布（最好是用生理盐水浸泡过的）置于同侧小腿内侧的皮肤上，并在外边加以捆绑固定。

③治疗时间：每次 15～20min，每天 1 次，5 次为 1 疗程。

电针疗法是在针刺腧穴“得气”后，在针上通以接近人体生物电的微量电流以治疗疾病的一种疗法。人体组织是由水分、无机盐和带电生物胶体组成的复杂电解质电导体。当一种波长、频率不断变换的脉冲电流作用于人体时，组织中的离子就会发生定向运动，消除细胞膜的极化状态，使离子浓度和离子分布发生显著变化，从而影响人体组织功能，离子浓度和分布的改变是脉冲电流治疗作用最基本的电生理基础。密波能降低神经应激功能，先对感觉神经起抑制作用，然后对运动神经也产生抑制作用，因而可以止痛、镇静、缓解肌肉和血管的痉挛。疏密波是疏波（连续波的慢频波）和密波自动交替的一种波形，能克服单一波形易使机体产生适应的缺点，并能促进代谢和血液循环，改善组织营养，消除炎性水肿。因此，采用电针疗法治疗肛周脓肿能够得到取穴少、见效快的治疗效果。

（3）耳针疗法：

①取穴：直肠下、大肠、神门、下脚端（交感）、脑（皮质下）、耳尖。

②刺激法：

毫针刺法：将耳廓皮肤常规消毒后，用 0.5 寸毫针刺入耳穴，深度以穿入软骨又不透过对侧皮肤为度。

留针时间：20～40min，每日 1 次，3 次为 1 疗程。

揿针刺法：耳廓消毒后，用图钉型皮内针（耳针）将针尖对准耳穴刺入，使环形针柄平整地贴在皮肤上，用胶布固定。

留置时间：2～3d，每隔 4～6h 用手按压埋针处 1～2min，以加强刺激，增加疗效。每次治疗一侧耳穴，左右交替治疗，每周治疗两次，两次为一疗程。

③压籽法：采用中药王不留行或菜籽等用胶布固定后，压于耳穴上。

留置时间：3～4d。每天用手按压埋籽处 3～4 次，3～5min/次，每次治疗一耳，左右交替，每周 2 次，2 周为一疗程。

耳穴疗法是在耳廓的穴位处，用针刺等刺激方法来治疗疾病的一种方法。中医学认为，耳与经络脏腑的联系是非常密切的。《灵枢·口问》说：“耳为宗脉之所聚”，全身各经络脏腑都与耳有着直接或间接的联系。当脏腑经络发生疾病时，可在耳廓的相应部位出现阳性反应点，当刺激这些阳性反应点和相关耳穴时，又可以治疗脏腑经络的病变。从现代生物全息理论的角度来看，人体也存在着“全息”。

"全息"即局部包含有整体的全部信息，每一局部都是整体成比例的缩小。人体在局部的投影（整体在这一部位或比例的缩小）的部位有很多，耳穴就是具有这种"全息"的部位。耳穴在耳廓上的分布，类似一个母腹中倒置的胎儿，它具有全身各部的相应部位，取其相应脏器所对应的点就可以治疗该脏器的疾病。耳穴因其效果显著，操作方便而在临床上被广泛采用。

2.灸法

(1)艾炷灸：

①隔蒜灸：

取穴：腰俞、次髎。

灸法：取鲜独头蒜切成厚0.3～0.5cm的薄片，中间用针刺数孔或用捣烂的蒜泥敷于穴位上，然后将大艾炷置于蒜片（或蒜泥）上，用火点燃艾炷施灸，待艾炷燃尽后，再易炷灸之。每灸一艾炷为一壮，每次每穴灸3～5壮，1次/d，3d为1疗程。

②隔附子饼灸：此法适用于肛周脓肿后期的痈肿破溃、肛瘘。用中药附子末加酒或水调和做成直径约3cm、厚约0.8cm的附子饼，中间用针刺数孔，放在患处，上面再置艾炷，点火灸之。每次灸3～5壮，1次/d，5d为1疗程。

③隔豆豉饼灸：此法适用于肛周脓肿、恶疮等肿硬不退或已溃不敛，疮色黯者。取淡豆豉为末，过筛，量疮之大小用适量药末拌黄酒制成药饼，厚约0.6cm，软硬适中。将其放在肛周脓肿等疮疽的四周，上置艾炷施灸。使皮肤温热，稍见红晕，即换艾炷续灸，前后2～3次。每日治疗1次，直至痊愈。

隔蒜灸、隔附子饼灸、隔豆豉饼灸都可治疗肛周脓肿。大蒜对皮肤有刺激作用，因而皮肤过敏者慎用。隔蒜灸要求治疗过程有起泡现象，因而要做到局部清洁，以防感染。隔附子饼灸和隔豆豉饼灸，其饼之厚薄要适宜，过厚药饼的作用无法渗入，过薄热力传递过快，药效尚未发挥，患者皮肤就已经出现烧灼样疼痛。

(2)艾条灸：

取穴：大肠俞、会阳。

灸法：用艾条在穴位或患部用雀啄灸法灸之。雀啄灸即将艾条的一端点燃后，用手持另一端，像鸟雀啄食一样，一上一下活动着施灸。既可以固定在一个穴位上，垂直地上下灸之，也可以在两个穴位之间均匀地移动施灸。每次灸治20～30min，1～2次/d，5d为1疗程。

灸法是采用艾绒或其他药物放置在体表的穴位或一定部位上烧灼、温熨，借助灸火的热力以及药物的作用，通过经络的传导，调整人体生理功能的平衡，达到治疗目的的一种治疗方法。它具有温通经络、行气活血、祛湿消肿、散结止痛的作用，可用于热象不明显的肛周脓肿患者，而对于热毒旺盛伴有高热的患者则应慎用。

3.常用穴位

(1)体穴：

①督脉穴：

百会：后发际直上 7 寸(两侧耳尖直上，与前后正中线相交点)。

腰俞：在骶管裂孔中。

长强：尾骨尖下 0.5 寸，约在尾骨尖与肛门的中点处。

②足太阳膀胱经穴：

大肠俞：第四腰椎棘突下，旁开 1.5 寸。

关元俞：第五腰椎棘突下，旁开 1.5 寸。

次髎：第二骶后孔中，约在髂后上棘下与督脉的中点处。

会阳：尾骨尖旁开 0.5 寸。

承山：腓肠肌两肌腹之间凹陷的顶端。

飞扬：外踝高点与跟腱之间的凹陷中点直上 7 寸，承山穴的外下方。

③足阳明胃经穴：

足三里：髌骨下缘(犊鼻穴)下 3 寸，胫骨前嵴外一横指处。

上巨虚：足三里穴下 3 寸。

④足太阴脾经穴：

三阴交：内踝高点上 3 寸，胫骨内侧面的后缘。

(2)经外奇穴：

二白：腕横纹上 4 寸，桡侧腕屈肌腱两侧，一手两穴。

(3)耳穴：

直肠下端：与大肠穴同水平的耳轮处。

神门：三角窝的外 1/3 处，对应耳轮上下脚交叉处。

下脚端(交感)：对应耳轮下脚端与耳轮内侧交界处。

脑(皮质下)：对应耳屏的内侧面。

耳尖：将耳轮向耳屏对折时，耳廓上尖端处。

4.针刺补泻法　针刺补泻法是根据补虚泻实的原则确立的两种不同的针刺治疗方法。补法：是指能够鼓舞人体正气，使低下的功能恢复旺盛的方法。临床上常采用的补法主要有捻转补法和提插补法。捻转补法的操作要点是：针刺穴位得气后，用角度小、用力轻、频率慢的捻转手法做短时间操作。提插补法的操作要点是：针刺得气后，用先浅后深、重插轻提、提插幅度小、频率慢的提插手法做短时间操作。泻法：指能够疏泄病邪，使亢进的功能恢复正常的方法。临床上常用的泻法主要有捻转泻法和提插泻法等。捻转泻法的操作要点是：针刺穴位得气后，用大角度、用力重、频率快的捻转手法做较长时间操作。提插泻法的操作要点是：针刺得气后，用先深后浅、轻插重提、提插幅度大、频率快的提插手法做较长时间操作。平补平泻法：这种方法在临床也被广泛采用。本法的操作要点是：针刺穴位得气后，均匀地提插、捻转后即可出针。肛周脓肿早期一般以实证为主，因此临床多采用泻法为主进行针刺治疗。

六、其他疗法

1.清创加气囊压迫术　直肠后间隙及骨盆直肠间隙脓肿，脓腔一般都比较大，脓腔的内侧壁及一部分底壁均以直肠壁作为壁，易蓄脓使脓液向肠腔隆起，从而不利于引流。单凭手术切开引流往往收不到满意的效果，即使切开后，脓腔也长期不易愈合，使用气囊压迫法，利用膨胀的气囊压迫切开引流清创的脓肿，可促使脓腔间隙消失，而利于脓腔壁的粘连愈合。对于多年经久不愈的脓肿采用这种方法，均可收到非常满意的效果。

适应证：直肠后间隙脓肿、骨盆直肠间隙脓肿。

术前准备：流质饮食，口服润肠通便药物，术前禁饮食，术前2h温生理盐水灌肠一次，解净大便后坐浴，备皮。术前30min肌肉注射苯巴比妥钠0.1g。

体位：俯卧位、侧卧位均可。

手术操作：以直肠后间隙脓肿为例。

在尾骨尖到肛门口之间中后1/3处，纵行切开皮肤、皮下组织，长约2.5cm。用弯止血钳逐层分离达脓腔，流出脓液后，扩大引流口，以食指插入脓腔，分离纤维组织隔，使其互相沟通，引流充分。再用1∶1000新洁尔灭反复冲洗脓腔，当冲洗液内无脓汁时，用刮匙轻轻搔刮脓腔壁。在脓腔后、侧壁力度可重些，前壁力度应轻些，否则用力过大，易损伤直肠，甚至造成肠壁穿孔。搔刮干净后，用双氧水及生理盐水反复冲洗，直至彻底清洁为止。腔内用庆大霉素液或甲硝唑液反复冲洗。然后，在直肠腔内放置气囊。根据患者情况，气囊内注入80～120mL气体，以使直肠充分膨起，压迫脓腔，引流口放置凡士林纱条，无菌纱布包扎。

术后处理：普通饮食，全身应用抗生素，每晚患者睡以前取出气囊，以便患者得到充分休息。患者晨起及排便后，及时置入气囊，注入的气体量同前。

引流口的创口清洁换药，更换引流条，但不能用任何药液冲洗脓腔，禁忌探查脓腔，引流纱条塞入脓腔应适度，引流切口处保留引流条的一端，换药时应全部取出,不能遗忘。

如脓腔口通入直肠时,仍用上法手术。术后禁食5～6d。每日换药后,可置有气囊的肛管向直肠内注入10%黄连素液20～30mL,用以消毒肠腔,用庆大霉素、甲硝唑液注入亦可。

2.阿是穴拔罐法　拔罐疗法属中医外治法,凡毒气郁结、恶血瘀滞之证,在未成脓时以此法能使气血疏通,瘀阻消散;既已成脓者,施用此法亦可托毒排脓、减轻症状。若配合其他治法,亦可使肛周脓肿获愈。

拔罐前准备:根据治疗面积,选择大、中或小罐。备好长镊子、95%的乙醇、棉球、火柴、面粉(50g用冷水调合成团),备皮。

操作方法:可根据病情选择不同的部位和穴位,亦可直接在肛周脓肿的突起部位拔罐,然后在脓肿周围3～4处拔罐。采用闪火法,用镊子夹住点燃的酒精棉球伸入罐内,急速旋转2～3圈后,立即抽出,将罐迅速扣在治疗部位。因罐内形成负压,便可将罐紧紧地吸住在施术部位。

为了防止拔罐后漏气,直接影响疗效,可用面粉团垫平肛门周围凹陷的地方,使施术部位平整。起罐时应将罐向一侧倾斜,用食指沿皮肤压对侧罐口,使罐口与皮肤之间形成小空隙,空气即由此进入,罐自行脱落。每次拔罐10～20min,3～4次/d,10～15次为1疗程。

此方法原理是由于罐内形成负压,吸力甚强,可使局部毛细血管充血,甚至破裂,红细胞破坏,表皮瘀血,出现自溶血现象,随即产生一种类组胺物质随体液周流全身,刺激各个器官使以其功能加强,提高人体的抗病能力。另外拔罐对局部皮肤有温热刺激作用,可促进局部血液循环,加速新陈代谢,改变局部组织的营养状态,还可增加血管壁的通透性,增强白细胞的吞噬作用,促使病情好转。

3.穿刺抽脓法　文献报道,采用此方法治疗婴儿肛周脓肿18例,效果甚佳。此方法适用于婴儿肛周皮下表浅脓肿范围较小,脓肿直径约2～2.7cm者。穿刺抽脓后局部涂搽0.5%碘伏,不包扎,注意保持局部干燥、清洁,每次便后以1∶5000高锰酸钾液清洗肛周,并用软布拭干。

婴儿肛周脓肿,其全身感染症状轻微,故抽脓后一般不用抗生素。婴儿的肛周脓肿一般也不需切开引流,因切开引流之目的在于减轻脓腔张力,而局限的肛周皮下表浅脓肿是否须切开引流,要根据张力而定。婴儿肛周脓肿一般张力不高,穿刺后脓腔张力更趋降低,脓肿自行陷缩而愈,痛苦小,值得推广。

4.针吸封闭法　此法适用于肛周皮下脓肿。

方法:患者取膝胸位,用0.1%新洁尔灭消毒患处,在脓肿外侧向基底部深处进针，注入2%普鲁卡因6～8mL，然后用原针头依次注射青霉素40～80万U，庆大霉素8万U，再用针头刺入脓腔，吸净脓液，并将青霉素40万U注入脓腔，抽出针头，针眼处用0.1%新洁尔灭棉球按压片刻。如无脓腔，仅行病灶周围封闭即可。

5.激光疗法　激光疗法是通过高热作用，使肛周脓肿周围发生蛋白质凝固变性、肛周脓肿炭化的治疗方法。其特点是术中出血少、术后疼痛轻、感染机会少、形成瘢痕小、对肛门功能的损害也小，且疗程短。

方法：患者取适当体位，常规肛周皮肤消毒，铺手术巾。局麻或骶麻下用激光刀在肛周脓肿波动明显处作切口。切开脓腔，清除脓液及坏死组织，用生理盐水冲洗脓腔后，用20mV He-Ne激光垂直照射局部15min，然后放置油纱条引流。每日便后坐浴，He-Ne激光照射后换药。

6.火针疗法　火针疗法是将针尖烧红后迅速刺入体表，以治疗疾病的一种方法。对肛周脓肿已成形，经用药物治疗不能内消者，可用此法。本疗法尤对虚寒性痈疽有较好疗效。

一般用较粗的不锈钢针，如圆利针或24号2寸长的不锈钢针，亦可使用特制的弹簧式火针、三头火针以及用钨合金制的火针等。

方法：在肛周脓肿患处，严格皮肤消毒。使用火针前，必须将针烧红，较为方便的方法是用酒精灯烧红，可使温度高达800℃。迅速将火针移开火焰，用烧红的针具快速刺入肛周脓肿处，深达脓腔中央，旋即拔出针具。随着针的拔出，可喷出或流出大量脓液。继续由脓肿周围向火针口挤压排脓，务使脓净，直至有血液挤出。由火针口向脓腔内灌注足量青霉素等抗生素，或注入适量医用甘油，每日1次。待脓净后，改为肌肉注射或口服抗生素，以防止感染扩散，直至痊愈。然后溃口内放置油纱条引流，外敷纱布固定。

7.阳燧锭灸法　阳燧锭灸法是代替火针治疗虚寒性痈疽的一种治疗方法。

方法：取蟾酥（末）、朱砂（末）、川乌（末）、草乌（末）各1.5g，僵蚕（末）1条。上药末和匀，将硫黄45g，置铜勺内微火炖化。加入上药末搅匀。再加麝香0.6g、生冰片0.3g搅匀，倾入湿瓷盘内，速荡成片，待冷后收取备用。先用红枣肉擦灸处，然后将药贴于上，用灯草蘸油放在药上燃烧灸治。每次灸5～9壮。然后饮15mL米醋，待局部起水泡时，用针将其穿破，流出黄水后，贴万应膏。其痈肿即可消退。

如肛周脓肿初起，在脓肿处灸3～5壮即可。

8.挑治疗法　挑治疗法又称"挑针疗法""截根法"，是在一定部位或特定穴位，用三棱针或缝针挑断皮下纤维组织或挑刺挤压出血，以治疗疾病的一种方法。本疗法对肛肠疾病，如肛周脓肿疼痛、内痔出血、肛裂疼痛都有较好的疗效。

方法：首先在腰骶部皮肤上寻找“痔点”。“痔点”的体征：呈圆形或椭圆形，稍突出于皮肤，如针头大小，略带色素，呈灰色、黯红色、棕褐色、淡红色等不一，压之不退色。“痔点”应与痣、毛囊炎、色素斑、小瘢痕等加以鉴别。“痔点”不明显时，可用手在患者腰背部摩擦，注意“痔点”可变红润。如同时找到数个相同“痔点”，则应选择最靠近下部的一点。如找不到“痔点”，可选择气海俞、大肠俞、上髎、中髎、次髎、下髎或长强穴旁开1寸处进行挑治。操作时应注意局部消毒，用大号三棱针挑破“痔点”皮肤，然后向深部再挑，可挑出半透明纤维样物（状如细麻线），将其挑断，以挑尽为度。在操作时，针的方向与脊柱并行，创口长约0.5cm，深约0.2～0.3cm，一般无出血，或稍有出血。最后涂以红汞，用胶布封闭。一般挑治1次即可见效，若未愈，可隔5d再挑治1次。

挑治疗法治疗多种疾病有效，尤其对肛肠疾病的疼痛、肿胀、出血等有明显止痛、消肿、止血作用。有研究者认为，挑治疗法能提高机体免疫水平，故有消炎止痛之功；也有研究者认为，挑治治疗提高了中枢兴奋点，因而可缓急止痛等。

9.*灌肠疗法*　灌肠疗法是以中药药液或掺入散剂灌肠以治疗疾病的一种方法。近代灌肠疗法发展的比较迅速，应用于很多疾病均有较好的疗效，如用以治疗慢性溃疡性结肠炎、黏膜下脓肿等。其方法简便，吸收较快，还可以避免某些药物对胃黏膜的不良刺激。

灌肠方药一般根据患者不同病情特点配制而成。经过煎煮后浓缩至一定剂量，装入容器备用。如用散剂，在使用时加入适量的水调匀即可。使用时先备以肛管或导尿管，外面涂少量石腊油，使之滑润，以便插入时不致对肛门及肠黏膜产生刺激或损伤，然后将肛管或导尿管插入肛门，插入深度约为10cm，接着将已配制好的药液经注射针筒注入，或由灌肠筒滴入。灌肠液的多少及保留时间的长短，亦根据病情而定。一般结肠、直肠的炎性反应，黏膜下脓肿需灌药液30～100mL，保留4～8h。

（1）三黄加味汤：

药物组成：生大黄30g，黄柏15g，黄芩15g，金银花30g，板蓝根30g，连翘9g。

使用方法：加水1000mL，煎至500mL备用。1次/d，40～100mL/次保留灌肠。

适应证：黏膜下脓肿切开后。

（2）三黄消炎液

药物组成：大黄、黄连、黄柏各10g。

使用方法：水煎后保留灌肠。1～2次/d，50mL/次。

适应证：肛窦炎、肛周炎、直肠黏膜下脓肿。

除应用中医辨证施治原则，给予具有清热解毒、消肿止痛之中药组方灌肠外，还可应用单味药保留灌肠。如用10％黄连液20～30mL，注入直肠内，用于直肠后脓肿切开放置气囊压迫手术后，以消毒肠腔，一般1次/d。

另外，也可以庆大霉素8万U加生理盐水50mL保留灌肠。

配制灌肠液时，应避免使用对肠黏膜有腐蚀作用的药物。由于本疗法给药途径是通过肠黏膜局部作用而吸收的，故其应用范围以直肠内的痈最为适合。

10.药栓疗法　药栓疗法又称“坐药疗法”，是将药物研成粉末，加入适当的赋形剂制成圆形固体制剂，通过直肠给药的一种治疗方法。在肛周脓肿初起肛窦炎、肛周炎病变阶段，可应用野艾叶栓（野艾叶粉、颠茄流浸膏、白及粉、无水羊毛脂、乌桕油）、野菊花栓、九华栓、熊胆痔疮栓、洗必泰栓等栓剂塞入肛门内，并配合其他疗法，以促进消炎止痛。

本疗法不仅对局部有治疗作用，并可通过黏膜吸收治疗全身多种疾病。本疗法比口服药物起效快、作用持久、应用方便，还能避免某些药物对胃的刺激作用。

11.内口缝闭提脓化腐法

适应证：低位肌间脓肿、高位肌间脓肿、坐骨直肠窝脓肿及骨盆直肠间隙脓肿。

体位：俯卧位、侧卧位。

操作：首先在肛门外括约肌外作一至数个放射状梭形小切口切开脓肿，分开脓腔间隔，排出脓液，并用刮匙刮除脓腐组织。脓肿范围较大时，可作2～5个放射状梭形小切口，然后切除内口及其外侧的部分内括约肌，暴露肌间脓肿并用刮匙刮除脓腐组织，将内口切除后，将创缘上皮下组织稍作分离以消除缝合时的张力，用0～3号肠线依次缝合内括约肌及内口部创面，再自引流切口向脓腔内置入化腐生肌丹（成都中药厂生产）油纱条至创腔底。肛内置入复方紫草油纱条引流。术后肛外引流，切口内用化腐生肌丹油纱条引流，至脓腐脱尽、分泌物减少、创面较为新鲜时改用复方紫草油纱条换药。换药时注意，将复方紫草油纱条置入肠腔底后向外退出少许，以使创面由内向外生长并逐渐变浅。肛门换药用复方紫草油纱条至创面愈合方可停药。

本疗法的机制：①运用提脓化腐药清除脓肿的脓腐组织（包括残余脓肿）时，药物能通过毛细血管到达细小腔腺，清除手术时难以清除的细小腔腺中的脓腐组织，对脓腐组织的清除较彻底，从根本上去除了肛周脓肿发生、发展及复发的原因。再则，运用药物清除脓腐对肛门部肌肉等组织的损伤较小，祛邪而不伤正，从而有利于创面的愈合，缩短了疗程。②缝闭内口避免了粪便等对创面刺激及所致的痛苦，减少了术后感染的机会,也加快了创面的愈合。③采用肛门外括约肌外多个小切口引流的方法,既保持引流通畅,又避免了对肛门外括约肌的损伤,较好地保持了肛门外括约肌及其功能。

第八章　直肠脱垂

第一节　概述

直肠脱垂是指直肠黏膜或直肠全层甚至部分乙状结肠连同肛管直肠一起向下移位，脱出肛门外的称外脱垂，未脱出肛门的称内脱垂。全周直肠黏膜或一部分直肠黏膜下脱的称为黏膜脱垂或不完全脱垂，多见于小儿，以 6 个月至 7 岁为发病高峰。直肠全层向下移位、脱出肛门外的称为完全脱垂。

严重的部分乙状结肠向下套入直肠内，脱出肛门外，肛管随着外翻，多见于成年人，以 40～70 岁为发病高峰，男性较多见。

第二节　病因病机

中医认为直肠脱垂多因小儿元气不实，老人脏器衰退，妇女生育过多，肾虚失摄；或因久痢，中气下陷等导致大肠虚脱所致。

西医认为引起直肠脱垂的因素有以下几种。

一、解剖因素

小儿骶尾弯曲度较正常浅，直肠呈垂直状，当腹内压增高时直肠失去骶骨的支持，易于脱垂。某些成年人直肠前陷凹处腹膜较正常低，当腹内压增高时，肠襻直接压在直肠前壁将其向下推，导致直肠脱垂。

二、盆底组织软弱

老年人肌肉松弛，女性生育过多和分娩时会阴撕裂，幼儿发育不全均可致肛提肌及盆底筋膜发育不全、萎缩，不能支持直肠于正常位置，导致直肠脱垂。

三、长期腹内压增加

如长期便秘、慢性腹泻、前列腺肥大引起排尿困难、慢性支气管炎引起慢性咳嗽等因素，均可致直肠脱垂。

目前对直肠脱垂的发生有两种学说。一是滑动性疝学说：认为直肠脱垂是直肠盆腔凹陷腹膜的滑动性疝，在腹腔内脏的压迫下，盆腔凹陷的腹膜皱襞逐渐下垂，将覆盖于腹膜之部分直肠前壁压于直肠壶腹内，最后经肛门脱出。二是肠套叠学说，正常时直肠上端固定于骶岬附近，由于慢性咳嗽、便秘等原因引起腹内压增加，使此固定点受伤，就易在乙状结肠直肠交界处发生肠套叠，在腹内压增加等因素的持续作用下，套入直肠内的肠管逐渐增加，由于肠套叠及套叠复位的交替进行，致直肠侧韧带、肛提肌受伤，肠套叠逐渐加重，最后经肛门脱出。也有人认为以上两种学说是一回事，只不过是程度的不同，滑动性疝也是一种肠套叠，只是没有影响到肠壁全层。而后者是全层套叠。

第三节　诊断

一、诊断依据

1.症状

(1)脱出：直肠脱出肛门外是本病的主要症状；轻者排便时脱出肛外，严重者咳嗽或打喷嚏时，均可脱出肛外。直肠脱出肛门外多因工作劳累或久行、久站或久坐，使症状诱发或进一步加重。一般初起时脱出物能自行回纳，病久则需用手助方可回纳，常伴有肛门括约肌松弛。

(2)排便异常：出现便秘、腹泻、大便失禁、里急后重等，其中便秘最常见，占5%～70%。

(3)便血和分泌物增多：由于便秘等排便异常，直肠黏膜长期反复受刺激，出现充血、水肿、糜烂、溃疡，从而出现便血、分泌物增多等症状。

(4)其他症状：尚可出现肛门坠胀、疼痛，尿频、排尿困难，腹胀等症。

(5)精神障碍：少数直肠脱垂患者合并有精神障碍。

2.体征

(1)黏膜或肠管脱出：直肠黏膜脱出，脱出物为淡红色，有放射状纵沟，触之柔软，有弹性，易出血；直肠全层脱出，脱出物呈圆锥状、淡红色，可见环状有层次感的黏膜皱襞，触之较厚，无弹性，肛门松弛；部分乙状结肠套入直肠与肛管直肠一起脱出的严重直肠脱垂，脱出物呈圆锥状，触之很厚，肛门极度松弛，甚至失禁。

(2)肛管外翻：部分乙状结肠套入直肠与直肠一起脱出的严重直肠脱垂或者发病时间较长的直肠全层脱出，可出现肛管外翻的体征。

二、临床分类

本病分类方法较多，我国常用三度分类法。

Ⅰ度：排便或腹压增加时直肠黏膜脱出肛门外，能自行回纳，脱出长度 3～5cm，触之柔软，无弹性，不易出血，成人可伴严重混合痔。

Ⅱ度：排便或腹压增加时直肠全层脱出肛门外，不能自行回纳，需用手回纳，可见直肠黏膜出血、水肿、糜烂、溃疡，常有血液及黏液等流出，脱出长度 5～10cm。

Ⅲ度：排便或腹压增加时，部分乙状结肠连同肛管直肠一起脱出肛门外，不能自行回纳，需用手托很久才能回纳，而且脱出长度在 10cm 以上。

三、辨证分型

1.湿热下注　腹泻或便秘，肛门坠胀，红肿疼痛，直肠脱出肛门外，口渴喜饮，面赤唇红，舌质红，苔黄腻，脉弦数。

2.中气下陷　直肠脱出肛门外不能自行还纳，需用手托回纳，咳嗽、劳累后脱出加重，面色、口唇淡白，气短，倦怠，舌淡少苔，脉虚。

3.肾虚失摄　常有腰膝酸软，遗精滑泄，阳痿阴冷，排便困难，头昏眼花，肛门松弛，甚至失禁，小便频数，舌淡胖嫩或舌红少津，脉沉细或细数，尺弱。

第四节　治疗

直肠脱垂的治疗原则以回纳脱出的肛管、直肠、乙状结肠，不复发以及排便通畅为目的，根据直肠脱垂和肛门松弛的不同程度，恰当选用保守治疗或手术治疗。

儿童直肠脱垂多是一种自限性疾病，可在 5 岁前自愈，故以非手术治疗为主。成人完全性直肠脱垂较严重的，长期脱垂将致阴部神经损伤，产生肛门失禁、溃疡，肛周感染，直肠出血，脱垂肠段有水肿、狭窄及坏死的危险，应以手术治疗为主。

一、非手术治疗

1.辨证施治

(1)湿热下注:治宜清热除湿,方用景岳约营煎加减。

(2)中气下陷:治宜补中益气、升举固脱,方用补中益气汤或提肛散加减。

(3)肾虚失摄:①偏肾阳虚者,治宜温肾固脱,方用金匮肾气丸加巴戟天、锁阳、鹿茸等。②偏肾阴虚者,治宜养阴通便,方用六味地黄丸加女贞子、肉苁蓉、黑芝麻、锁阳等。

2.外治法

(1)苦参 20g,石榴皮 20g,枯矾 20g,五倍子 15g,煎水坐浴,每日 2 次,适用于湿热型。

(2)生枳壳 15g,防风 15g,五倍子 15g,石榴皮 15g,明矾 15g,煎水熏洗,每日 2 次,适用于各型患者。

3.针灸疗法　适用于小儿直肠脱垂和成人直肠脱垂较轻者。

常用穴:百会、长强、提肛、气海、足三里、天枢等,其中提肛穴疗效较好。

提肛穴位于肛门两侧(截石位 3、9 点),旁开肛缘 5 分。成人深刺 1.5～2 寸,可向正前、正后斜刺,可配合电针。

4.注射疗法　选用 1∶1 消痔灵注射液。

(1)直肠黏膜下点状注射:适用于Ⅰ度直肠脱垂。患者取屈膝侧卧位,常规消毒术区,铺无菌巾,待麻醉生效后,络合碘再次消毒直肠黏膜,以抽好硬化剂的针管套齿科 5 号针头,在脱出的直肠黏膜下层散在点状注射。各点之间保持间距为 0.5～1cm,每点注射量以黏膜充盈隆起、毛细血管显露清晰为度。术毕还纳直肠,肛内注入九华膏,加压包扎。

(2)直肠周围注射:适用于Ⅱ度直肠脱垂。常规消毒会阴部皮肤。0.5%络合碘消毒肠腔,铺手术巾。

①骨盆直肠间隙注射:于截石位 3 点肛门外侧 1.5cm 处进针,用 7.5cm 腰穿针头和 20mL 注射器,进针 4～5cm,针尖遇到阻力,即达肛提肌。当通过肛提肌时有落空感,即进入骨盆直肠间隙。

左手食指进入直肠壶腹,触及针尖部位,确定针尖在直肠壁外,以针尖可自由滑动而无固定为准。再进针 2～3cm(肥胖者加压后可进入 8.5cm),然后缓慢注入药物。一侧用量为 1∶1 的消痔灵混合液 6～8mL,使药液呈扇形均匀分布。对侧肛门外侧(即 9 点位置)以同样方法注射。

②直肠后间隙注射：在尾骨尖到肛缘的中点处进针，在左手食指引导下进针4～5cm，证实未穿入肠壁及骶前筋膜后，边注药、边退针，剂量为4～5mL。

二、手术治疗

成人不完全脱垂或轻度完全脱垂，若括约肌张力正常或稍弱，可行类似三个母痔切除术或胶圈套扎治疗，也可使用硬化剂注射治疗。若括约肌松弛，可考虑做肛门环缩术或括约肌成形术。

成人完全型直肠脱垂的治疗以手术为主，手术途径有经腹部、经会阴、经腹会阴及经骶部4种。手术方法较多，但各种方法其优缺点及复发率不同，没有哪一种手术方法可用于所有的患者，有时对同一患者需要用几种手术方法。过去手术只注意修补盆底缺损，复发率较高，近年来对直肠脱垂的肠套叠学说进行研究，手术注意治疗直肠本身，现多使用下列手术。

1.黏膜柱状结扎术　适用于Ⅰ度、Ⅱ度直肠脱垂。

(1)手术步骤：屈膝卧位，常规消毒术区，铺无菌巾，等麻醉生效后，络合碘棉球再次消毒直肠黏膜。牵开肛管，寻找齿状线。将齿状线上方约0.5cm的直肠黏膜处作为手术的下端；把直肠黏膜脱垂的最上部作为手术的上端。用大弯钳从下端到上端纵行夹起直肠黏膜，基底部夹起少量浅肌层，大圆针(带7号线)于弯钳下行“两针一线”式贯穿结扎或行连续缝合结扎，待结扎牢靠后切除钳上直肠黏膜。同法处理2～4处即可，术毕肛内用九华膏纱条压迫止血。

(2)注意事项：①弯钳纵行钳夹直肠黏膜时，尽量将松弛的黏膜多钳夹一些。②纵行夹取的部位一般采取3、7、11点位，或者3、5、7、11点位，各部位之间间距在0.5～1cm以上。③每缝一针注意勿在钳下反复穿刺，勿穿透肠壁全层，以防感染，造成肠穿孔，圆针贯穿时带少量浅肌层即可，切勿缝入肌层太多。④若缝扎切除后直肠黏膜仍有松弛感，可在结扎处旁做消痔灵散在点状注射，以加强固脱效果。⑤若肛门松弛严重时，可加行肛门环缩术。⑥术中严格无菌操作，以防感染，术后进无渣饮食并控制大便3d，以后注意保持大便通畅。

2.直肠乙状结肠部分切除肛提肌折叠术　适用于Ⅲ度直肠脱垂患者。

(1)手术步骤：①待麻醉生效后常规消毒术区皮肤，铺无菌巾(单)。自耻骨联合至脐上做左侧旁正中切口进腹，从直肠前壁腹膜最低处开始，沿直肠两侧弧形剪开腹膜。②上牵直肠和乙状结肠，显露直肠膀胱陷凹或直肠子宫陷凹。分离显露两侧输尿管等组织，以免损伤。紧贴精囊腺或阴道后壁分离直肠前壁，直达肛提肌。将两侧肛提肌用4号丝线间断折叠缝合数针，使肛提肌缩短1～2cm，消除盆底支持缺陷。③在预计切除处保留肠管的前中线和后中线，将肠壁全层各缝1针作为牵引线。④结扎切断乙状结肠系膜，斜行切断直肠和乙状结肠，移去标本，修剪保留的肠组织边缘，提起牵引线，对合肠断端，做间断全层吻合，吻合完毕修补盆底(吻合口置于盆底腹膜外)，并把重建后的直肠和乙状结肠固定于骶骨上。⑤骶前放置引流，自肛旁戳口引出；清点纱布、器械数后逐层关腹。

(2)注意事项：①完全性直肠脱垂的手术方法多达80多种，但疗效均不太满意，主要是手术死亡率、并发症发生率、复发率较高，后遗症亦较多，是目前研究的方向。因此，开腹手术应慎重把握适应证与禁忌证。②常见的并发症有术后感染、大出血、肠麻痹、肠梗阻、粪嵌顿、大便失禁、排尿困难、肾盂肾炎、性功能障碍，甚至死亡等。因此，术前应有充分的估计和准备。③如果直肠脱垂严重，肛提肌因粘连找不到，不可勉强折叠缝合肛提肌。④修复盆底时，勿将直肠与膀胱缝合在一起，以免影响排尿。⑤肠管切除长度为脱垂长度的1倍。⑥若有肛门松弛，可加行肛门环缩术。

3.肛门环缩术(Thierch术)　适用于肛门收缩无力或肛门已松弛的直肠脱垂患者，尤其是年老体弱不适合行较大手术者。该术式只用于治疗直肠脱垂时的辅助性处理，如单独应用疗效较差。

(1)手术步骤：①常规消毒会阴部皮肤及肛管直肠腔。②用尖刀在肛门前、后距肛缘2～3cm处各做一纵形小切口，长0.4～0.5cm。③手指进入肛门作为引导。用Doyen持柄弯成半圆形的长穿刺针，从后侧切口进针，通过肛门左侧括约肌外缘皮下组织，到前方切口穿出，将20号银丝(或不锈钢丝，或尼龙条)穿过针孔，退出弯针或穿刺，引出银丝。按同法将银丝从前侧切口穿至后侧切口，使银丝在皮下呈环形。④助手将食指放入肛门内，然后逐渐拉紧银丝两端，使肛门缩小至紧贴食指为度，在后侧切口处扭紧银丝。⑤剪除多余的银丝，将银丝头端扭向尾处，埋入皮下组织。最后用丝线缝合前、后切口。⑥敷料覆盖肛门，宽胶布或丁字带加压固定。

(2)注意事项：①术后早期宜禁食，静脉输液，应用有效抗生素，确保手术创口一期愈合。②每天换药。

4.直肠悬吊及固定术，适用于Ⅲ度直肠脱垂

(1)Ripstein手术(Teflon悬吊)：经腹切开直肠两侧腹膜，将直肠后壁游离到尾骨尖，提高直肠。用宽5cm的Teflon网悬带围绕上部直肠，并固定于骶骨下的骶前筋膜和骨膜，将悬带边缘缝于直肠前壁及其侧壁，不修补盆底。最后缝合直肠两侧腹膜切口及腹壁各层。该手术要点是提高盆腔陷凹，手术简单，不需切除肠

管,复发率及病死率均较低,目前美、澳等国多使用此手术。但该术式仍有一定的并发症,如粪嵌塞梗阻,骶前出血、狭窄,粘连性小肠梗阻、感染和悬带滑脱等。

(2)Ivalon 海绵植入术:此术式由 Well 首创,故又称 Well 手术,也称直肠后方悬吊固定术。目前英国多采用此法治疗成人完全性直肠脱垂。方法:经腹游离直肠至肛门直肠环的后壁,有时切断直肠侧韧带上半,用不吸收缝线将半圆形 Ivalon 海绵薄片缝合在骶骨凹内,将直肠向上拉,并放于 Ivalon 薄片前面,或仅与游离的直肠缝合包绕,不与骶骨缝合,避免骶前出血。将 Ivalon 海绵与直肠侧壁缝合,直肠前壁保留 2～3cm 间隙,避免肠腔狭窄。最后以盆腔腹膜遮盖海绵片和直肠。本法优点在于直肠与骶骨的固定,直肠变硬,防止肠套叠形成,病死率及复发率均较低。如发生感染,海绵片成为异物,将形成瘘管。本术式最主要的并发症是由植入海绵薄片引起的盆腔化脓。预防要点:①术前要做充分的结肠准备;②植入薄片时,其内放置抗生素粉剂;③术中用大剂量广谱抗生素;④止血彻底;⑤术中如不慎将结肠弄破,则不宜植入。倘若发生盆腔感染,需取出悬吊薄片。

(3)直肠前壁折叠术:1953 年沈克非根据成人完全性直肠脱垂的发病机制,提出直肠前壁折叠术。方法:经腹游离提高直肠。将乙状结肠下段向上提起,在直肠上端和乙状结肠下端前壁自上而下或自下而上做数层横形折叠缝合,每层用丝线间断缝合 5～6 针。每折叠一层可缩短直肠前壁 2～3cm,每两层折叠相隔 2cm,肠壁折叠长度一般为脱垂直肠的 2 倍(一般折叠以不超过 5 层为宜)。肠壁折叠的凹陷必须是向下,缝针不得透过肠腔,只能穿过浆肌层。由于折叠直肠前壁,使直肠缩短、变硬,并与骶部固定(有时将直肠侧壁缝合固定于骶前筋膜),既解决了直肠本身病变,也加固了乙状结肠、直肠交界处的固定点,符合治疗肠套叠的观点。

第五节 预防与护理

及时治疗肠炎、痢疾等导致腹泻的疾病,小儿尤需注意。防治便秘。及时治疗可使腹压增加的疾病如百日咳、肺气肿等。妇女分娩和产后要充分休息。提肛运动可提高肛门括约肌的功能,对防治直肠脱垂有一定作用。

参考文献

[1]罗云坚，黄穗平.消化科专病中医临床诊治[M].北京：人民卫生出版社，2013.

[2]徐新献，王志坦.中西医结合内科手册[M].四川：四川科技出版社，2014.

[3]陆金根.中西医结合肛肠病学[M].北京：中国中医药出版社，2009.

[4]杨晴.实用中医诊疗手册[M].北京：人民军医出版社，2015.

[5]黄贵华，陈国忠.消化内科中西医结合诊疗手册[M].北京：化学工业出版社，2015.

[6]李保双，朱清.中医胃肠病治疗与调养方[M].北京：化学工业出版社，2016.

[7]张瑞芳.中西医结合治疗肛肠疾病临床疗效观察[J].基层医学论坛，2015，19(S1)：123—124.

[8]朱相兵.中西医结合治疗肛肠疾病的临床分析[J].实用中西医结合临床，2015，15(12)：69—70.

[9]曾毓虎.中西医结合治疗肛肠疾病59例[J].中国中医药现代远程教育，2014，12(19)：138—139.

[10]陈小岚.肛肠外科围手术期便秘的诊断治疗.中国中西医结合学会围手术期专业委员会.2013年第八届全国中西医结合围手术期医学专题研讨会论文汇编.中国中西医结合学会围手术期专业委员会：，2013：2.

[11]翟柏枝.中西医结合治疗肛肠疾病术后疼痛的效果分析[J].中国实用医药，2016，11(36)：135—136.

[12]李志军.中西医结合治疗肛肠类疾病60例[J].世界最新医学信息文摘，2017，17(98)：121.